SHODENSHA
SHINSHO

発達障害に気づかない大人たち〈職場編〉

星野　仁彦

JN284286

祥伝社新書

はじめに

私が『発達障害に気づかない大人たち』（祥伝社新書）を出版したのは、二〇一〇年二月のことでしたが、おかげさまで多くの読者を得ることができました。「大人の発達障害」という問題への関心がここまで高かったということに、著者である私自身、驚いています。

発達障害とは、「注意欠陥・多動性障害（ADHD）」や「アスペルガー症候群（AS）」、「自閉症」、「学習障害」などを総称するものです。前著を読まれた読者の方から、これまで「生活がうまくいかないのはなぜだろう？」と何となく感じていた原因がようやくわかったという声を多くいただきました。

中でも、この「大人の発達障害」に特有、かつ最大の問題は、社会人として働く場面で現われます。会社に勤める人はもちろん、個人で事業などをしていたとしても、仕事を進めるうえでは多くの人と関わらなければならず、学生時代とは比べものにならないほど高度なコミュニケーション能力が必要とされます。

そのため、学生時代まではさほど問題とされずに過ごしてきたのが、社会人になって初めて発達障害であることに気づくという人が多くいるのです。

机の上に書類を積み上げげて、探し物ばかりしている。朝や打ち合わせの時刻にいつも遅れてくる。仕事の期日の直前になってあわてはじめる。何度説明されても仕事の手順を覚えない。言われたこと以外は一切やらず、融通がきかない。空気が読めず、お客さんが相手でもキレたり、失礼なことを平気で言う……。

そんな「ちょっと困った社員」に、あなた自身がなっていませんか？　あるいはあなたの職場に、そんな人はいないでしょうか？

もしいれば、それは「大人の発達障害」が原因である可能性があります。

仕事で失敗をすれば、会社の周りの人だけでなく、お客さんや、ひいては社会全体に迷惑がかかる可能性があります。単なる〝失敗〟ですめばいいですが、金銭的な損害や大きな事故に発展してしまえば取り返しがつきません。

また、昨今話題となることの多い、職場の「うつ」の増加や、「ニート」や大人のひきこもりの増加についても、その背景に発達障害があることが疑われます。発達障害が引き金となって、これらの症状が「二次障害」として現われることも多いからです。

つまり、「職場の発達障害」への対応は、当事者にとっても、会社側（上司や同僚）にとっても喫緊《きつきん》の課題と言えます。

しかし、発達障害だからといって「仕事ができない」ということはけっしてありません。本人の得意なこと、苦手なことを把握《はあく》して、的確に仕事を配分すれば、日常の業務をこなすことは可能で、時には人並み以上の能力を発揮することもあります。

必要なのは、本人や周囲の人が、発達障害とは何かを知り、それを受け容《い》れたうえで、対応していくことなのです。本書では、このような「職場の発達障害」への対応策に的《まと》を絞って、具体的に解説しました。前作と同じく、多くの方のお役に立てば幸いです。

二〇一一年三月

星野《ほしの》　仁彦《よしひこ》

目次

職場環境をよくするためのコツ

第4章 他人とは違うからこそできること――発達障害に向く仕事、向かない仕事

第1章

発達障害とは何か

——能力があるのに仕事ができない本当の理由

職場で周囲から浮いてしまう人たち

学生時代は特に問題もなく過ごしてきたのに、社会へ出たとたん、仕事や人間関係などがうまくいかなくなり、ひどくつらい思いをしたり、生きづらさを感じている——。

そんな人が増えています。

旅行関係の会社に勤めるS男さん（二五歳）は、

「仕事でミスが多く、職場のみんなに呆《あき》れられ、孤立している。毎日がつらい。このままではクビになるかもしれない……」

そう言って外来を受診しました。大学を出て、いまの会社に就職したのですが、いざ働きはじめると仕事でミスばかり。どうにも物事がうまく運びません。

「人の話がうまく聞けない。興味がないとつい別のことを考えてしまう。メモがちゃんと取れない。書き写すときに間違いが多い。いま何をしようとしていたのか、すぐ忘れてしまう。このため予約で受け付けた顧客の名前や住所、電話番号をよく間違えて、〝書類が届かない！〟などのクレームが絶えない。

約束の時間が守れない。仕事の締め切りを守るのも苦手。整理整頓《せいとん》ができず、大事な書類などをしばしば忘れたり、なくしてしまう。

思いつきで行動し、よく失敗する。やりかけの仕事があるのに、別の仕事に手をつけ、結局どれも中途半端になることも多い。上司からは〝君は計画性がなく、時間にルーズだ〟と怒られ、同僚からは〝いい加減で使えないヤツ！〟と疎《うと》まれている」

S男さんは、ミスをするたびに、

「何やってるんだ！」

「こんなこともできないのか！」

と上司に叱責《しっせき》され、すっかり自信をなくしていました。

高校を出て化粧品関係の仕事に就《つ》いているU子さん（二八歳）も、やはり職場での悩みを抱えて外来を訪ねてきた一人です。

「事務仕事が苦手で、日誌や伝票がうまく書けません。しかも、先送りしてどんどんためてしまいます。不在の同僚や上司宛ての電話を受けてメモを取っても、それを渡すのを忘れ、怒られる。午後になると眠くなり、動作が緩慢《かんまん》になって、ボーッとなる。だから周りの人からは、やる気がないと思われています。

人との会話がうまくできず、何を話していいかわかりません。些細《ささい》な言葉で傷つく一方、人の気持ちがよくわからないので、相手のことなどおかまいなしに一方的に話しつづけたり、そうと気づかずに人を傷つける言い方をしてしまいます。思ったことがすぐに口に出てしまう。ほかの人のように雑談しながら仕事ができない。職場の人間関係がうまくいかず、休み時間に世間話に加われません。食事はいつも一人ぼっちです」

U子さんは、「誰でも当たり前にできることができない。自分はダメな人間」と思いつめ、へとへとに疲れ、痛々しいほどに落ち込んでいました。

「空気が読めない」のは性格のせい？

人の話が聞けない、場の空気が読めない、相手の気持ちを考えずに一方的に話す、約束が守れない、時間に遅れる、物事の優先順位がわからない、やるべきことを先延ばしにする、落ち着きがない、キレやすい、後先考えずに行動する、片づけられない……。

あなたの職場にそんな「ちょっと困った人」はいませんか？

あるいは、あなた自身がそのように思われている可能性はありませんか？

もしそうだとしたら、その原因は「大人の発達障害」にあるかもしれません。

発達障害とは、注意力に欠け、落ち着きがなく、ときに衝動的な行動をとる「**注意欠陥・多動性障害**」（ＡＤＨＤ：Attention Deficit Hyperactivity Disorder）、社会性やコミュニケーション能力などに問題のある**自閉症**や**アスペルガー症候群**（ＡＳ：Asperger Syndrome）などを含む「**広汎《こうはん》性発達障害**」（ＰＤＤ：Pervasive Developmental Disorders）、読む・書く・計算など特定の能力の習得に難のある「**学習障害**」（ＬＤ：Learning Disorders, Learning Disabilities）などの総称です。なお、近年の研究の結果、これらの病名区分に変更の可能性があります（詳しくは255ページを参照）。

これらは、生まれつき、あるいは周産期（妊娠二二週から出生後七日未満）や新生児期（生後四週間まで）における何らかの理由（遺伝、妊娠中・出産時の異常、乳幼児期の病気など）によって脳の発達が損《そこ》なわれ、本来であれば、成長とともに身につくはずの言葉や社会性、感情のコントロールなどが、未成熟、アンバランスになるために起こると考えられています。

一言で言えば、脳機能の発達に偏《かたよ》りのある脳機能障害です。

症状は発達期（乳幼児期から青年期の総称。一八歳未満）まで――ほとんどが乳幼児期（一～六歳）に現われ、その後、ADHDの多動性のように目立たなくなるものもありますが、基本的に生涯にわたります。

人の話が聞けないとか、場の空気が読めないとか、物が片づけられない、などというのは、一見すると誰にでもありそうな話ですから、つい個性や性格で語られがちですが、発達障害の場合は、毎日のように遅刻するとか、しょっちゅう大事な書類を紛失するなど、それらの言動がまとまった症候群として極端な形で繰り返し現われることがあります。

これでは仕事や職場の人間関係に支障が出るのも当然で、「いい加減」「だらしない」「自分勝手」「段取りや要領が悪すぎる」などと周囲の見る目も厳しくなります。

もちろん障害の程度が軽く、言動が独特であってもそれほど目立たないとか、環境に恵まれるなどして――たとえば、適職に就いて周囲の理解や協力もあるなど――、普通に職場に適応している人もいます。実際、たまに遅刻や忘れ物などをしても、「彼は天然だから」とご愛嬌《あいきょう》ですんでしまう人もいるはずです。脳機能の発達に偏りはあるが、基本的に社会生活に支障のないケースです。この場合は個性や性格でいいかもしれません。

しかし、独特な言動が極端な形で繰り返し現われる場合は、社会生活に支障を来《きた》すことが多く、もはや個性や性格の域を超えています。その場合は、**脳機能の発達のアンバランスに原因を求めるべき**です。問題は、心ではなく、脳にあるのです。

「発達アンバランス症候群」という考え方

私は、「発達障害」という名称自体に強い違和感を感じています。それは「障害」という言葉が誤解と偏見を招きやすいからです。

たとえば、「注意欠陥・多動性障害（ＡＤＨＤ）」の障害という言葉は、英語のディスオーダー（Disorder）の訳ですが、これは、「睡眠障害（Sleep Disorder）」という言葉を見てもわかるように、「ある行動や日常生活を行なう上で多少ハンデがあるもの」というくらいの意味合いなのです。

しかし日本では「障害」と聞くと、重度の心身障害や精神障害を連想してしまう方が多いようです。このことが本人や家族の拒否感や周囲の偏見、誤解を招く大きな原因となっています。

ＡＤＨＤやアスペルガー症候群（ＡＳ）、自閉症の人の脳は、社会性や学習・認知機能、運動機能など、さまざまな発達のプロフィール（側面）が未熟またはアンバランスなのであり、それらの症状が社会適応上、ハンデになりやすいのです。

その状況を示したのが左ページ図です。

たとえば、生活年齢（暦年齢）が一〇歳の場合、健常児なら発達のプロフィールも年齢に見合う形でほとんど一〇歳レベルになります。また、知能指数五〇の知的障害児の場合は、やはりすべてが生活年齢の半分の五歳レベルになり、全体としてみればバランスがよく、発達の凸凹はありません。

ところが、発達障害の場合は、図のように発達のプロフィールによっては八〜九歳レベルやそれ以下のところと、一〇歳レベル以上のところがあってアンバランスです。

このように、ＡＤＨＤ、ＡＳ、自閉症の脳は、健常児や知的障害児に比べてアンバランスであり、よくできることもあれば、できないこともあり、なかには健常児より優れた能

「発達アンバランス症候群」という考え方

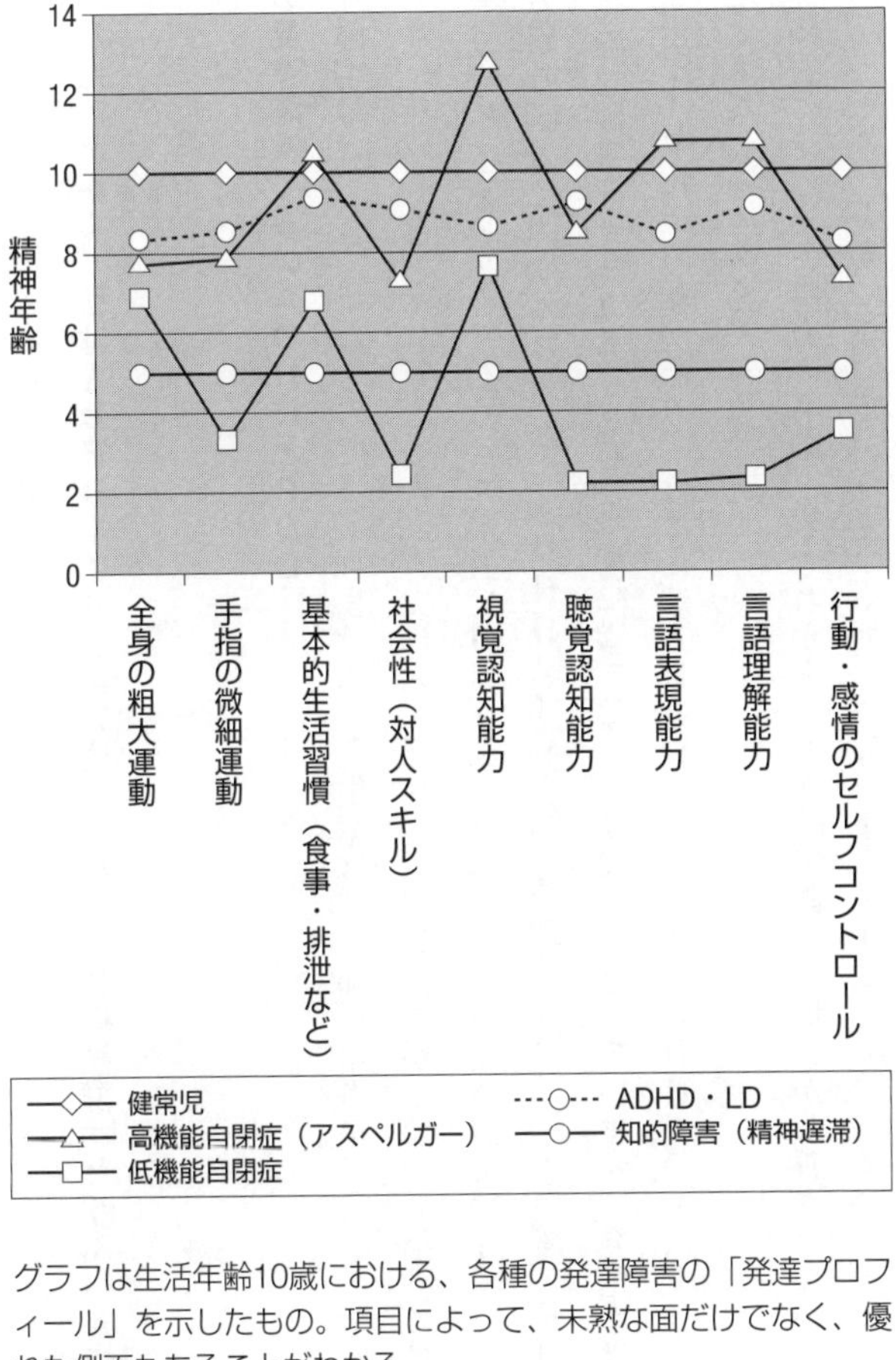

グラフは生活年齢10歳における、各種の発達障害の「発達プロフィール」を示したもの。項目によって、未熟な面だけでなく、優れた側面もあることがわかる。

力を示すプロフィールもあるのです。

こうしたことから、私はＡＤＨＤやＡＳを「**発達アンバランス症候群**」と呼ぶべきであると提唱しています。

大人の発達障害で多いＡＤＨＤとＰＤＤ

発達障害はけっして稀《まれ》なものではありません。発生率は、文部科学省が二〇〇二年度に一般の小・中学校を対象に行なった調査では六・三％、厚生労働省が二〇〇五年度に鳥取県と栃木県の五歳児健診で行なった調査では八・二〜九・三％と推定されています。

厚労省の調査で内訳を見ると、ＡＤＨＤ（注意欠陥・多動性障害）三・六％、ＰＤＤ（広汎性発達障害）一・九％、ＬＤ（学習障害）〇・一％などとなっています。発生率は各種の統計データにより幅があり、たとえばＡＤＨＤで三〜七％、ＰＤＤで〇・六〜二・一％などとしているものもあります。

発達障害は子どもに特有のものと思われがちですが、実際には症状が改善されないまま大人になったり、大人になってから気づくケースも少なくありません。

たとえば、ＡＤＨＤの人は、成人になっても半数以上が症状を持ちつづけていることが、ＡＤＨＤ研究の権威である米国のラッセル・バークレーなどの長期追跡調査により明らかになっています。米国では成人の一〇人に一人がＡＤＨＤという報告もあります。

大人の発達障害は見過ごされてきた

発達障害は、このように稀なものではありません。ですが、実際には本人も周囲もそうと気づかないまま大人になるケースが少なくないのです。

なぜ、このようなことが起きてしまうのでしょうか？

その主な理由としては、

①個性や性格の問題と誤解しやすい
②症状や病態の変化が大きく、複雑でわかりにくい
③専門医が極めて少ない

という三つの点が指摘できます。

発達障害というと、いまだに「知能に遅れがあって学校の勉強についていけない」というイメージを持つ人が多いようですが、実際は違います。

障害の程度が軽い場合は、普通に授業についていけますし、なかにはクラスや学年でトップクラスの成績優秀な子どももいます。このため、発達障害があっても、その多くは養護学校や特別支援学級ではなく普通学級に在籍し、そのまま高校、大学と進み、社会へ巣立っていきます。

二〇〇五〜二〇〇六年度の厚労省の調査（『発達障害者の就労相談ハンドブック』）によれば、一八九人の発達障害者（診断を受けていない三〇人を含む）のうち小・中・高と普通学級のみで過ごした人は一一七人（六二％）。最終学歴は、大学院（二人）、大学（五〇人）、短期大学（一六人）が全体の四割近くを占めています。つまり、学校の勉強が普通にできて（あるいは人並み以上にできて）大学まで進学する人が少なくないのです。

学校の勉強にさほど問題がなければ、周囲はまさか発達障害とは思いません。少し変わった行動が見られたとしても、それは個性や性格に属する問題であって、「頑張れば何とか克服できるはず。できないのは努力が足りないから」と周囲も本人も考えがちです。

ましてや成績優秀なら、誰もことさら問題には思わないでしょう。たとえ独特の言動があっても「あの子はちょっと変わってるから」ですまされてしまうことが多いのです。

しかも日本は「お盆の上の小豆《あずき》」と揶揄《やゆ》されるほど横並び意識が強いですから、仮に発達障害を疑ったとしても、世間の手前、親もなかなかそれを認めようとしません。「うちの子は普通の子」と考えがちです。このことが障害の気づきをいっそう難しくしている面もあります。

次に、症状や病態の変化が大きく、複雑でわかりにくいという点です。たとえば、ＡＤＨＤはよくＬＤを合併しますし、重度の自閉症は知的障害を合併しやすい。ＡＳはＡＤＨＤの特徴を持つことが多いし、ＡＳの特徴を持つＡＤＨＤもいます。

また、家庭環境や学校環境などによっても障害の現われ方に違いがあり、思春期・青年期や成人になって、うつ病や不安障害、各種依存症（薬物、アルコールなど）、パーソナリティ障害など、さまざまな二次障害を引き起こすケースも少なくありません。

発達障害の子どもは、一般にストレスに対する抵抗力が弱いため、いじめにあったり、不登校などになりやすかったりもします。大人になってから長期間のひきこもりやニートになる人も少なくありません。

こうなると周囲は、発達障害と向き合う前に、そうした二次的な障害に目を奪われがちです。その結果、「やる気がない」「怠《なま》け者」など、ただでさえ個性や性格で見られがちなのに、余計に発達障害の本来の症状が見えなくなってしまうのです。

発達障害の症状や病態の複雑さは、診断を難しくします。たとえば、二次障害でうつ病を発症している場合、もともと発達障害があって合併したものなのか、発達障害がなくて発症したものなのか、大人になってからでは判別が容易ではありません。

それを見極めるには専門医の手が必要ですが、残念ながら、日本ではその数が極めて少ないのが実情です。このため発達障害ではなく、しばしば、うつ病など表面的な症状で誤った診断を下されてしまいます。統合失調症などと誤診される場合も少なくありません。

これが大人の発達障害が見過ごされやすい三つ目の理由です。

大人の発達障害を正しく診断、治療するには、たんに本人の訴えを聞くだけでなく、子どもの頃の発達障害の症状や生育歴を時間をかけて丁寧に聞き取る必要があります。その任に当たるのは主に児童精神科医ですが、日本の児童精神医学は欧米に比べて三〇〜四〇年以上遅れており、大人の発達障害のわかる人が少ないのです。

専門医の育成は焦眉《しょうび》の急です。

なぜ〝大人になってから〟気づくのか？

では、発達障害と気づかないまま大人になる人はどれくらいいるのでしょうか？

先ほどの厚労省の調査（『発達障害者の就労相談ハンドブック』）によれば、発達障害の診断を受けた一五九人のうち、二一歳以上で診断を受けた人は七三人と五割近くにのぼります。大人になってから初めて発達障害に気づく人が、いかに多いかわかります。

人は社会へ出ると、学生時代とは比べ物にならないほど高度で複雑な社会性やコミュニケーション能力を求められるようになります。

学生であれば、気の合う友だちとだけ遊んだり、一人で好きなことだけしていればそれで許されますが、働くようになればそうはいきません。仕事は一人ではできない。上司や同僚、取引先、顧客などさまざまな人間関係のなかで進めるものです。

世間話の一つも言えなかったら話にならないし、相手の表情やしぐさ、言葉遣いなどから胸の内を推《お》し量《はか》ったり、大事な得意先との会食での振舞いなど社会人として当たり前の常識やマナーなども要求されます。無論、やりたいことだけできるわけではないし、嫌な上司や苦手な同僚、取引先などとも付き合っていかないといけない。

社会性やコミュニケーション能力などに問題のある発達障害者にとって、これはとてつもない難題です。いくら学校の成績が優秀であっても、どれほどＩＱが高くていい大学を出たとしても、たちまち仕事や人間関係に支障が出るのは容易に想像できます。

その独特の言動から、学生時代にはたいして問題にならなかったことが一気に顕在化してしまうのです。大人になって発達障害に気づく人が多いのは、このためです。

発達障害の特徴

通常、大人の発達障害で問題になるのは、ＡＤＨＤとＰＤＤです。発症率が高く、社会性やコミュニケーションなどに難があるなど障害の特性として社会適応で問題になることが多いからです。それぞれの特徴を簡単にまとめると次のようになります。

（1）ＡＤＨＤ（注意欠陥・多動性障害）

不注意・多動性・衝動性――ＡＤＨＤの三つの特徴

表１は、大人のＡＤＨＤの基本的症状と随伴症状についてまとめたものです。なかでもＡＤＨＤを理解するうえで最も重要になるのは「不注意」「多動性」「衝動性」という三つの特徴です。

①不注意――気が散りやすく、集中できない

不注意はＡＤＨＤの中核的な症状です。気が散りやすく、一つのことに長い時間注意を集中できません。これは、脳の軽度の機能障害によって、目が覚めているときでも、自分の興味や関心のないことには覚醒《かくせい》レベルが低下して、注意散漫になってしまうためです。

具体的な特徴としては、

・会議の最中などにボーッとする
・人の話を最後まで聞けない、自分の言いたいことだけを一方的に話してしまう

・やるべきことを最後までやり遂げられず、何もかも中途半端になってしまう
・忘れ物やうっかりミスが多い
・片づけ、整理整頓ができない
・仕事や雑務が計画的にできず、日課をこなすのが苦手
・信号の見落としなどで事故を起こしやすい
・機械や器具の操作ミスが多く、産業事故や労災事故につながりやすい
などの傾向があります。

②多動性――いつも落ち着きがなくソワソワしている

多動性の特徴を一言でいえば、「せっかちで、いつも何かしていないと落ち着かない」です。このため、
・長時間じっとしているとイライラする
・用もないのにウロウロ歩く
・すわっていても頻繁《ひんぱん》に姿勢を変えたり、手足を組み直す

表1　大人のADHDの主な診断基準

[1] 基本的症状

基準項目	具体的な特徴
(1) 多動（運動過多）	いつも落ち着きがなくソワソワしている
(2) 不注意（注意散漫）	気が散りやすく、一つのことに集中できない
(3) 衝動性	後先考えずに思いつきでパッと行動してしまう
(4) 仕事の先延ばし傾向・業績不振	やるべきことを先延ばしにし、仕事がどんどんたまっていく
(5) 感情の不安定性	気分屋で情緒不安定・セルフコントロールの欠如
(6) 低いストレス耐性	ひどい心配性で強い不安感に囚われやすい
(7) 対人スキル・社会性の未熟	対人関係で必要な基本的なスキルが未熟で孤立しやすい
(8) 低い自己評価と自尊心	マイナス思考で物事を否定的、悲観的、被害的に捉える
(9) 新奇追求傾向と独創性	飽きっぽくて一つのことが長続きしない

[2] その他の随伴症状

基準項目	具体的な特徴
(10) 整理整頓ができず、忘れ物が多い	記憶障害によって段取りよく作業ができない
(11) 計画性がなく、管理が不得手	金銭・時間・書類などを管理することができない
(12) 事故を起こしやすい傾向	集中力に欠け信号や標識などを見落としがち
(13) 睡眠障害と居眠り	睡眠不足から交通事故などを起こしやすい
(14) 習癖	爪かみ、チック、抜毛、貧乏ゆすりなど
(15) 依存症や嗜癖行動に走りやすい	酒、タバコ、薬物、ギャンブルなどに溺れやすい
(16) のめり込みとマニアックな傾向	過集中とこだわり傾向が見られる

・貧乏ゆすりがひどい、指でコツコツ音を立てる
・早口で絶え間なく一方的にしゃべる
などの傾向が見られます。多動傾向は、大人になるにつれてだんだん目立たなくなり、「何となく気ぜわしくソワソワしている」という別の形をとるようになります。

③衝動性——後先考えずに思いつきでパッと行動してしまう

何か思いついたら後先考えずに行動し、失敗、トラブルなどを繰り返すのが衝動性の特徴です。命にかかわるなど、しばしば深刻かつ危険な影響を本人や周囲に与えます。

具体的には、
・キレやすく、些細なことで怒りが爆発する
・TPO（時と場所、場合に合った方法）をわきまえた振舞いができない
・そのときの思いつきや気分でパッと発言したり、行動したりする
・その場にそぐわない〝KY〟（空気が読めない）発言をして顰蹙《ひんしゅく》を買う
・思ったことをすぐに口にするため、しばしば相手を傷つける

・仕事でも突発的なミスを繰り返す
・たびたび交通事故を起こす
・ギャンブルや衝動買いに走りやすい
・アルコール、タバコ、カフェインなどの嗜癖に走りやすい
・その場の雰囲気や勢いで異性と関係を持ちやすく、浮気や不倫が多い
・唐突で無遠慮な言動から家庭内でもパートナーや子どもとのトラブルが多い
・家庭内（夫婦間）暴力（ＤＶ：Domestic Violence）や児童虐待《ぎゃくたい》に走ることがある

などが指摘できます。

ＡＤＨＤの三つのタイプ

ＡＤＨＤは、不注意、多動性、衝動性の現われ方によって、

①不注意優勢型
②多動・衝動性優勢型
③混合型

の三つのタイプに分かれます。

不注意優勢型は不注意傾向の強いぼんやり・うっかり型。多動・衝動性優勢型は、多動・衝動性の強いエキセントリック・タイプ。混合型はそれらが重複しているタイプです。司馬理英子《しばりえこ》医師は、マンガの「ドラえもん」のキャラクターから、不注意優勢型を「**のび太型**」、多動・衝動性優勢型を「**ジャイアン型**」と名づけましたが、特徴をよく捉《とら》えています。

ＡＤＨＤの三大特徴である不注意、多動性、衝動性は、実際にはそれぞれが互いに複雑にからみあって、実にさまざまな特徴となって現われます。

社会人として特に問題になるのは、
・仕事の先延ばし傾向
・計画性がなく、管理が苦手
・対人技能（スキル）・社会性の未熟性
などです。計画的に物事を考えるのが苦手なため、期限が守れず、仕事をどんどんためてしまったり、対人関係で必要な基本的な社会性やスキルが未熟で孤立しやすいのです。

こうしたことからＡＤＨＤの人は、仕事でミスや失敗を繰り返すことが多く、なかなか成功体験や達成感を得にくいのが実情です。いきおい、セルフイメージ（自己像）も低くなり、劣等感や疎外感を抱きやすく、「自分は何もできない価値のない人間だ」と思い込む傾向（自己不全感）も強くなります。このためしばしばうつ病などを併発します。なかなか治らないうつ病の背景には発達障害が隠れている可能性があります。

（２）広汎性発達障害（ＰＤＤ）

広汎性発達障害の代表はアスペルガー症候群（ＡＳ）

広汎性発達障害（ＰＤＤ）は包括的な概念で、そこには自閉症、高機能自閉症（ＨＦＰＤＤ:High Function Pervasive Developmental Disorder）、アスペルガー症候群（ＡＳ）などが含まれます。なかでもＰＤＤを代表するのがＡＳです。ＡＳと高機能自閉症は、区別すべきか否か議論がありますが、本書では同類のカテゴリーとして扱います。

ＡＳにはＡＤＨＤと共通する特徴が多く、前に掲《かか》げた表１の①～⑯は、ほとんどそのままASにも当てはまります。しかしASには、ADHDにはみられない――あるいはADHDに比べてより顕著《けんちょ》な――特有の問題もあります。

ASなどを含むPDDには、英国の児童精神科医ローナ・ウィングが唱えた、

①社会性の問題

②コミュニケーションの問題

③想像力の問題

という、いわゆる「三つ組の障害」があります。

ただしASは、同じPDDでも自閉症と違って、知的な発達や言葉の遅れがない、もしくは目立ちません。それどころか流暢《りゅうちょう》に言葉を操り、知的レベルも高いケースが少なくありません。一般の定型発達の人のIQは八五～一一五ですが、ASや高機能自閉症のなかには、IQが一三〇とか一四〇など極端に高い人もいます。このため独特の言動があっても、周囲も本人も発達障害とはなかなか気づきにくい面があります。

AS、ADHDともに人間関係では苦労しますが、ASはADHDに比べて社会性の未熟など三つ組の障害を抱える分、より社会適応は難しくなります。私の経験から言っても

ニートやひきこもりになるのはその多くがＡＳです。

ＡＳには、このほか特有の症状として、感覚過敏《かびん》・過鈍性の問題や協調運動（縄とび、キャッチボールなど、体の複数の部分を同時に動かして一つの動作を行なうこと）の不器用さがあります。これらをまとめると次のようになります。

①社会性の問題——人と親しくなる気がない

ＡＳの人は深い人間関係を築くのが苦手です。ＡＤＨＤも対人関係は不器用ですが、人と親しくなりたいという意欲はあります。それがうまくできないのがＡＤＨＤです。

これに対してＡＳは、そもそも人と親しくなりたいという意欲が希薄です。人とどう接すればいいか、人前ではどう振舞えばいいか、集団・組織においては何が大事かなど、普通であれば成長の過程で自然と身につくはずの社会性が著《いちじる》しく欠ける傾向にあります。

具体的な特徴としては、
・友人がいない
・人と会話していても、視線をあまり合わせない

・身振り、手振りの表現が乏《とぼ》しい
・雰囲気や空気を読めないため、その場にそぐわない言動をとる
・暗黙のルールがわからない
・人と協調した行動がとれない
・マナーや社会常識が身についていない
などが指摘できます。

②コミュニケーションの問題――言葉のキャッチボールができない

ASの人は、自分の言いたいことだけ話して、相手の話には興味や関心を示しません。会話が一方通行で、言葉のキャッチボールが成立しないのです。

具体的な特徴としては、
・人の表情や態度、身振りなどから相手の気持ちをくみ取れない
・会話の仕方は形式的で、同じ言葉の繰り返しや独特の言い回しをする
・話し方に抑揚がなく、会話の間も取れない

・話が回りくどく、細部にこだわる傾向が強い
・話があちこち飛ぶ
・含みのある言葉や裏の意味がわからない
・言葉の意味を字義通りに捉えるので、冗談やユーモアが通じない
などがあります。

③想像力の問題——一つのことに強くこだわる

ＡＳの人は、想像力の欠如のため、新しいことには不安が強い一方で、自分の興味のあることに強いこだわりを持ち、極端にのめりこんで、マニアックにやりつづける傾向があります。この「過集中」と「こだわり」はＡＤＨＤにも見られる傾向ですが、ＡＳの場合はそれが特に顕著です。

それがプラスに出れば、無類の集中力につながりますが、マイナスに出ると、自らのこだわりに縛《しば》られてしまい、応用や融通がきかなくなってしまいます。

具体的には、

・興味や話題が限られ、範囲が狭い
・特定の習慣や手順、規則、規律などに強くこだわる
・変更や変化、予期せぬことを嫌う
・突然、予定を変えられると不機嫌になったり、パニックになったりする
・頑固な思考パターンで、柔軟な発想に欠ける
・白か黒か、全てか無かの二者択一、完璧主義の思考になりやすい
・融通がきかない
・自分のやり方にこだわり妥協しない
などの特徴がみられます。

④感覚過敏・過鈍性の問題――感覚の異常で偏食になることもある

ＡＳの人は、聴覚、視覚、嗅覚《きゅうかく》、味覚、触覚に異常に敏感だったり、逆に鈍感だったりします。また気圧や温度の変化に過剰に反応する人もいます。

特徴としては、

・味覚、嗅覚に過敏に反応するため、食物の好き嫌いが多い
・人から触られることに異常に敏感である
・痛覚が鈍《にぶ》く、自傷行為を繰り返すことがある
・ある種の音を極度に嫌ったり、逆に好んだりする
・自分の体がにおっていても気づかない
などがあります。

⑤協調運動の不器用さ——縄跳びやひも結びなどが上手にできない

発達障害では、スポーツや手先を使う作業などを苦手とする人が少なくありません。ASなどのPDDでは、その傾向が顕著な場合があります。

具体的には、
・縄跳びやキャッチボール、器械体操などが苦手（粗大運動）
・手先を使う箸や折り紙、ハサミ、ひも結びなどが苦手（微細運動）
・目と手、手と足などの協調に問題があり、字を書いたりするのが苦手（協調運動）

といった特徴がみられます。

このように発達障害にはさまざまな特性があり、それらが独特の言動となって現われます。ただし、その現われ方は人や障害の程度によって濃淡があり、極めて多様です。ADHDやPDDの特徴については第2章、第3章でもその対応を含めて改めて述べます。また、50ページ以降にADHDとASの診断基準を掲載しておきました（表2〜5）。これらを使えば、ある程度の自己診断は可能です。ただし、発達障害には個人差があります。

小児期に発達障害の既往歴があったかどうかの確認も必須です。最終的な判断は専門医に委《ゆだ》ねましょう。

何より大事なのは「気づき」「受け入れ」「認める」こと

冒頭紹介したS男さんやU子さんもこうした症状に合致しました。

聞けば、二人とも子どもの頃から落ち着きがなく、気が散りやすいなどのADHDの既往が認められ、外来受診時、S男さんはうつ病、U子さんはうつ病と不安障害を合併していました。その旨伝えたところ、二人は異口同音にこう答えました。

「何で自分はほかの人のようにできないんだろう、自分はダメな人間だ……と、ずっと自分を責めてきました。でも、原因は脳にあるんだとわかってほっとしました」

大人の発達障害の治療は、二次障害を併発していることが多いですから、その治療もあわせて適切な薬物療法やカウンセリングなどを行なうとともに、社会生活で注意すべきライフスキルの指導などを行なうことになります。障害の程度が軽ければ、これにより抱えている問題は、かなりの部分が解消されたり、軽減されるはずです。

二人にもそうした治療や指導を行なったところ、それまでの問題がだいぶ改善され、仕事のうえでのミスや失敗、段取りの悪さなども減り、職場で孤立することも少なくなりました。

私はこれまで数多くの発達障害の人を診《み》てきました。S男さんやU子さんのように発達障害が見過ごされ、適切な治療や指導を受けないまま大人になったために、社会にうまく適応できず、苦しんでいる人はたくさんいます。その経験からつくづく思うことは、何よりもまず本人や周囲が、できるだけ早く発達障害であることに「気づき」、それを「受け入れ」、「認める」ことです。

「落ち着きがない？　気が散りやすい？　そんなの誰だってあるじゃないですか」

そうやって個性や性格の問題で捉えていたら、いつまでたっても問題の本質に気づくことはありません。うつ病などの二次障害を併発し、さらに状況を悪くするばかりです。

ですから、まずは「気づき」、「受け入れ」、「認める」ことです。

発達障害の人は、とかくその独特の言動から、マイナスの側面ばかり注目されがちですが、長所と短所は背中合わせで、見方を変えれば、プラスの側面も見えてくるものです。

たとえば、ＡＤＨＤやＡＳであれば、

・落ち着きがない↓行動力がある
・注意力散漫↓興味や関心があることには集中力を発揮する
・空気が読めない↓マイペースで他人に左右されない
・同時に複数のことができない↓一つのことに集中できる

・頑固で融通がきかない→意志が強い
・こだわりがある→自分の意見を持っている
・応用がきかない→決められたことは確実に行なう

などのように、その特徴をプラスに置き換えることも可能なわけです。ＡＤＨＤやＡＳには、ひらめき、創造力、記憶力などに無類の力を発揮する人もいます。

発達障害の人が、こうした長所を活かすには、何をおいてもまず自分の障害を認め、その特性を知ることです。すべてはそこから始まります。

そうすれば、自分のプラスの面にも目が向くようになり、それを活かすにはどうやって仕事をすればいいか、職場でどう振舞えばいいかなど、社会生活をよりよくするためのさまざまな工夫にも取り組めるようになるはずです。

というのも、それはまさに発達障害者である私自身が、ずっと実践していることでもあるからです。

星野流ADHDの仕事術

私は不注意優勢（のび太）型のADHDで、子どもの頃から、いつもボーッとしていて、自転車の前にふいに飛び出しては前歯を折るなど事故が絶えませんでした。音楽も図工も体育も苦手。跳び箱、キャッチボールなどはまるでできず、手先もひどく不器用でした。しゃべるのも苦手でしたから、よくいじめられました。このため好きな歴史の本を読みふけるなど自分の興味のあることだけにのめりこみ、教室では完全に浮いた存在でした。

それでも何とか医大に受かったのは、英語だけは得意だったのと、あとはひたすら運がよかったのだと思います。

もっとも大学に入り一人暮らしを始めると、生活はたちまち破綻《はたん》を来しました。掃除、洗濯、炊事など身のまわりのことがまるでできなかったのです。部屋は何週間も掃除をせず、ゴミの山。洗濯物にはカビが生《は》え、生ゴミからはウジがわきました。お風呂に二カ月ほど入らなかったときは、私のまわりをハエが飛びました。

実家にいたときは、そうしたことは親が気にかけて一切をやってくれました。しかし一人暮らしになれば、すべて自分でやる必要があります。それがまるでできなかったのです。

　初めて部屋を訪ねた妹は、その惨状を前に吐き捨てるように言いました。

「人間の住むところじゃないわ！」

　大学では授業に出ても寝てばかり。レポートの提出期限が守れず、落第しそうになりました。ストレスから暴飲暴食を重ね、あっという間に体重が二〇キロほども増えました。何をやってもダメで、「自分は最低の人間だ」といつも卑下《ひげ》していました。

　そんな私が、自分のＡＤＨＤに気づいたのは――当時、ＡＤＨＤは「微細脳機能障害」（ＭＢＤ：Minimal Brain Dysfunction）と呼ばれていました――、何とか医大を卒業し、精神科医として本格的に児童思春期の精神医療にかかわるようになってからです。

「そうか、自分がダメなのは脳の機能障害のせいか！」

　目から鱗《うろこ》が落ちる思いでした。

　以来、私は、「自分はこういうところがあるから、こういうことに気をつけていこう」と強く意識するようになりました。自分の長所は何か、短所は何か。自己洞察と気づきです。そして、ＡＤＨＤのマイナス面をカバーするため、少しでも社会スキルを身につけるよう心がけてきました。

詳しくは後で述べますが、いくつか例をあげれば、たとえば、

・記憶力にはまったく自信がないので必ず手帳に予定（その日、その週、その月）を書く
・忘れっぽいので最低限必要なものは常にセットでカバンに入れておく
・事務連絡は口頭ではなく、なるべく文字（ファックスやメール）で送ってもらう
・人に頼める仕事はやってもらう
・会議ではできるだけ黙っている（沈黙は金）
・社交の場では壁の花（ウォールフラワー）になる

などです。

一般に発達障害を抱えながら仕事をうまくこなしている人は、その多くが学童期に専門医の診断を受け、適切な治療や就労支援やキャリアガイダンスを受けることで、

①発達障害に気づき、受け入れ、認めている
②最低限の社会性を身につけている

③自分の特性を活かせる適職に就いている
④家族や周囲の理解と支えがある

などの共通点を持ちます。その意味では発達障害への気づきは、かつての私がそうであったように、やはり仕事をうまくこなすための第一歩になります。

次の第２章では、もう少し具体的に「星野流ＡＤＨＤの仕事術」を交《まじ》えながら、発達障害のある人が仕事をうまくこなすにはどうすればいいか、お話ししたいと思います。

ⓒしばしば、不適切な状況で、余計に走り回ったり高いところへ上がったりする（青年または成人では落ち着かない感じの自覚のみに限られるかもしれない）。

ⓓしばしば静かに遊んだり余暇活動につくことができない。

ⓔしばしば“じっとしていない”または、まるで“エンジンで動かされるように”行動する。

ⓕしばしばしゃべりすぎる。

衝動性

ⓖしばしば質問が終わる前に出し抜けに答え始めてしまう。

ⓗしばしば順番を待つことが困難である。

ⓘしばしば他人を妨害し、邪魔する（例えば会話やゲームに干渉する）。

B 多動性ー衝動性または不注意の症状のいくつかが7歳以前に存在し、障害を引き起こしている

C これらの症状による障害が2つ以上の状況（例：学校〔または職場〕と家庭）において存在する

D 社会的、学業的または職業的機能において、臨床的に著しい障害が存在するという明確な証拠が存在しなければならない

E その症状は広汎性発達障害、統合失調症、または、その他の精神病性障害の経過中のみ起こるものではなく、他の精神疾患（例えば気分障害、不安障害、解離性障害、または人格障害）ではうまく説明されない

"Quick reference to the Diagnostic Criteria from DSM-IV-TR" first published 2000 by the American Psychiatric Association, Washington, DC 翻訳版『DSM-Ⅳ-TR 精神疾患の分類と診断の手引』2002年4月 医学書院刊 P59-62より作成

※DSMとは……アメリカ精神医学会の定めた、精神疾患の分類と診断に関する基準

表2　DSM-Ⅳにおける
注意欠陥・多動性障害（ADHD）の診断基準

Ⓐ①か②のどちらか：

①以下の不注意の症状のうち6つ（またはそれ以上）がすくなくとも6カ月以上続いたことがあり、その程度は不適応的で、発達の水準に対応しないもの：

不注意

ⓐ学業、仕事、またはその他の活動において、しばしば綿密に注意することができない、または不注意な過《あやま》ちをおかす。

ⓑ課題または遊びの活動で、注意を持続することがしばしば困難である。

ⓒ直接話しかけられた時にしばしば聞いていないように見える。

ⓓしばしば指示に従えず、学業、用事、または職場での義務をやり遂げることができない（反抗的な行動、または指示を理解できないためではなく）。

ⓔ課題や活動を順序立てることがしばしば困難である。

ⓕ（学業や宿題のような）精神的努力の持続を要する課題に従事することをしばしば避ける、嫌う、またはいやいや行なう。

ⓖ（例えばおもちゃ、学校の宿題、鉛筆、本、道具など）課題や活動に必要なものをしばしばなくす。

ⓗしばしば外からの刺激によって容易に注意をそらされる。

ⓘしばしば毎日の活動を忘れてしまう。

②以下の多動性―衝動性の症状のうち6つ（またはそれ以上）が少なくとも6カ月以上持続したことがあり、その程度は不適応的で、発達水準に相応しない：

多動性

ⓐしばしば手足をそわそわと動かし、またはいすの上でもじもじする。

ⓑしばしば教室や、その他、座っていることを要求される状況で席を離れる。

③感情の易変性（変わりやすいこと）。

④キレやすい、激しやすく、すぐに治まるかんしゃく、一時的に我を失う、すぐにかっとなるか常にイライラしている。気が短い。

⑤まとめられない、課題を達成できない。

⑥ストレス耐性の低さ。

⑦衝動性。

Ⓑ次の症状が存在しない：

①双極性障害、うつ病性障害。

②統合失調症、分裂感情障害、分裂病型人格障害、分裂病性スペクトル障害に見られるはっきりしない（曖昧な、とりとめのない）思考や言語。

③境界性人格障害：

ⓐ過度の理想化とこき下ろしの両極端を揺れ動くことを特徴とする不安定で激しい対人関係を築く傾向。

ⓑ反復的な自殺の予告、そぶり、未遂、ないしは自傷行為。

ⓒ著しい同一性障害。

ⓓ慢性的な虚無感を訴える。

ⓔ現実に、または想像の中で見捨てられることを避けようとする常軌を逸した努力。一人でいることに耐えられない。

④反社会性人格障害、1年以内のアルコール・薬物乱用、中枢刺激薬の乱用歴

From "Attention-Deficit-Hyperactivity Disorders in Adults" (pp.241-243) by P.H.Wender, 1995, New York:Oxford University Press and from "ADHD in Adulthood: A Guide to Current Theory, Diagnosis, and Treatment" (pp.15-17), by M. Weiss, L.T.Hechtman, & G.Weiss,1999, Baltimore:Johns Hopkins University Press.

表3　ウェンダー・ユタの成人ADHD診断基準

Ⅰ.小児期の症状

Ⓐ、Ⓑいずれかの定義に該当する小児期ADHDの症状が過去に見られた。

Ⓐ狭義の基準―DSM-Ⅲ-Rの小児期ADHDの診断基準に適合

Ⓑ広義の基準―①と②の症状がともに見られ、③〜⑤の症状のうち一つ以上が当てはまる

①多動、他の児童より活動的で、じっと座っていることができず、もじもじ体を動かし、そわそわする、常に何かをしている、ひどくおしゃべり。

②注意欠陥（“注意持続の短さ”という用語が用いられる場合もあり）、散漫性、夢想、学校で与えられた課題や宿題をやり遂げられない、怠け者と呼ばれる、物忘れが多いと言われたことがある。もっとちゃんとできるはずだと言われる、ディスレクシア（難読症）等の一次的な学習障害、知能障害などに起因しない成績の不振。

③学校での問題行動、授業中のおしゃべり、クラスの他の児童より注意を受けやすい。授業を妨害したと呼び出され、放課後に居残りをさせられたことがある。教師や校長に注意を受けたことがある。

④衝動性、順番を待てない、考えずに行動する。わめく、トラブルを起こす。向こう見ずな行動。

⑤ひどく興奮しやすい。あるいは、かんしゃくを爆発させる、よく喧嘩をする。

Ⅱ.成人期の症状

Ⓐ成人期に①（多動）と②（注意欠陥）が同時に見られ、加えて③〜⑦の症状のうち二つ以上が当てはまる

①持続的な多動。

②注意欠陥、集中力障害、散漫性。

⑭心もとない不安定感。

⑮気分が揺れやすく、変わりやすい。特に他人と別れた時や仕事から離れた時に気分が不安定になる（ただし躁うつ病やうつ病ほどはっきりした気分変動ではない）。

⑯心が落ち着かない感じ（子どもに見られるような激しい多動ではなく、むしろ精神的なエネルギーの高揚に近い形で現われる。うろうろ歩きまわる、指で物をとんとん叩く、座っているときに体の位置を変える、仕事場や自分の机をよく離れる、じっとしているといらいらしてくるなど）。

⑰嗜癖の傾向（対象はアルコール、コカインなどの物質である場合と、ギャンブル、ショッピング、食事、仕事などの活動である場合がある）。

⑱慢性的な自尊心の低さ。

⑲不正確な自己認識。

⑳ADHD、躁うつ病、うつ病、物質乱用、その他の衝動制御の障害、または気分障害の家族歴。

Ⓑ子どもの時にADHDであった（正式な診断以外にも、過去を振り返った時にそのような徴候や症状が思い当たる場合も含む）

Ⓒ他の医学的あるいは精神医学的状態では説明がつかない

注：各項目は、そのような行動が同じ精神年齢の大部分の大人と比べて、より頻繁に観察される場合にのみ当てはまるとみなす。

From "Driven to Distraction" (pp.73-76) by Edward M. Hallowell and John J. Ratey.
Copyright © 1994 by Edward M. Hallowell, MD and John J. Ratey, MD.
Reprinted by permission of Pantheon Books, a division of Random House, Inc.

表4　ハロウェルとレイティの成人のADHD診断基準

Ａ以下のような慢性的な困難が15項目以上認められる

①実力を発揮できていない、目標を達成できないという感覚（実際の成果にもかかわらず）。

②秩序だった行動をとれない。

③物事を先延ばしにする。あるいは、いつも取りかかりが遅れる。

④多くの計画を同時に進めるが、大部分は最後までやり遂げられない。

⑤頭に浮かんできたことを話のタイミングや状況を考えずに口に出してしまう。

⑥頻繁に強い刺激を求める。

⑦退屈な状態に我慢できない。

⑧すぐに気が散る、注意の集中が難しい、読書や会話の最中にほかのことを考え、上の空になる（時には異常なほど集中することがある）。

⑨しばしば創造性や直感、高い知性を示す。

⑩決められたやり方、“適切な”手順を守ることが困難。

⑪気が短く、ストレスや欲求不満に耐えられない。

⑫衝動的。言葉と行動の両面で衝動性が見られる（金銭の使い方、計画の変更、新しい企画や職業を選択する際の衝動性）。

⑬不必要な心配を際限なくする。心配の種を自分からあれこれ探す傾向。実際の危機に対しては注意を払わなかったり軽視したりする。

		①	②	③	④
26	会話をどのように進めたらいいのか、わからなくなってしまうことがよくある				
27	誰かと話をしているときに、相手の話の“言外の意味”を理解することは容易である				
28	細部よりも全体像に注意が向くことが多い				
29	電話番号をおぼえるのは苦手だ				
30	状況（部屋の様子やものなど）や人間の外見（服装や髪型）などが、いつもとちょっと違っているくらいでは、すぐには気がつかないことが多い				
31	自分の話を聞いている相手が退屈しているときは、どのように話をすればいいかわかっている				
32	同時に2つ以上のことをするのは、かんたんである				
33	電話で話をしているとき、自分が話をするタイミングがわからないことがある				
34	自分から進んで何かをすることは楽しい				
35	冗談がわからないことがよくある				
36	相手の顔を見れば、その人が考えていることや感じていることがわかる				
37	じゃまが入って何かを中断されても、すぐにそれまでやっていたことに戻ることができる				
38	人と雑談のような社交的な会話をすることが得意だ				
39	同じことを何度も繰り返していると、周囲の人からよく言われる				
40	子どものころ、友達といっしょに、よく“○○ごっこ”（ごっこ遊び）をして遊んでいた				
41	特定の種類のものについての（車について、鳥について、植物についてのような）情報を集めることが好きだ				
42	あること（もの）を、他の人がどのように感じるかを想像するのは苦手だ				
43	自分がすることはどんなことでも慎重に計画するのが好きだ				
44	社交的な場面（機会）は楽しい				
45	他の人の考え（意図）を理解することは苦手だ				
46	新しい場面（状況）に不安を感じる				
47	初対面の人と会うことは楽しい				
48	社交的である				
49	人の誕生日をおぼえるのは苦手だ				
50	子どもと“○○ごっこ”をして遊ぶのがとても得意だ				

採点方法：項目に網かけしてあるもの（▒）は、①か②に○をつけた場合に1点、残りの項目は③か④をつけた場合に1点として集計する。33点以上ならアスペルガー、高機能自閉症の可能性が高い。

表5　アスペルガー質問表（自閉症スペクトラム指数）

あてはまる項目に○をつける
①：そうである　②：どちらかといえばそうである
③：どちらかといえばそうではない（ちがう）④：そうではない（ちがう）

		①	②	③	④
1	何かをするときには、一人でするよりも他の人といっしょにする方が好きだ				
2	同じやりかたを何度もくりかえし用いることが好きだ				
3	何かを想像するとき、映像（イメージ）を簡単に思い浮かべることができる				
4	ほかのことがぜんぜん気にならなくなる（目に入らなくなる）くらい、何かに没頭してしまうことがよくある				
5	他の人が気がつかないような小さい物音に気がつくことがよくある				
6	車のナンバーや時刻表の数字などの一連の数字や、特に意味のない情報に注目する（こだわる）ことがよくある				
7	自分ではていねいに話したつもりでも、話し方が失礼だと周囲の人から言われることがよくある				
8	小説などの物語を読んでいるとき、登場人物がどのような人か（外見など）について簡単にイメージすることができる				
9	日付についてのこだわりがある				
10	パーティーや会合などで、いろいろな人の会話についていくことが簡単にできる				
11	自分がおかれている社会的な状況（自分の立場）がすぐにわかる				
12	ほかの人は気がつかないような細かいことに、すぐに気づくことが多い				
13	パーティーなどよりも、図書館に行く方が好きだ				
14	作り話には、すぐに気がつく（すぐわかる）				
15	モノよりも人間の方に魅力を感じる				
16	それをすることができないとひどく混乱して（パニックになって）しまうほど、何かに強い興味を持つことがある				
17	他の人と、雑談などのような社交的な会話を楽しむことができる				
18	自分が話をしているときには、なかなか他の人に横から口をはさませない				
19	数字に対するこだわりがある				
20	小説などを読んだり、テレビでドラマなどを観ているとき、登場人物の意図をよく理解できないことがある				
21	小説のようなフィクションを読むのは、あまり好きではない				
22	新しい友人を作ることは、むずかしい				
23	いつでも、ものごとの中に何らかのパターン（型や決まりなど）のようなものに気づく				
24	博物館に行くよりも、劇場に行く方が好きだ				
25	自分の日課が妨害されても、混乱することはない				

第2章

発達障害者が仕事をうまくこなすには

——職場で自分の特性を活かすコツ

長所を活かして、短所をカバーする

発達障害のある人は、障害の程度にもよりますが、一般に社会性やコミュニケーション能力に難のある場合が多く、仕事をするうえで大きなハンデになっています。

その苦労を軽減し、少しでも仕事をうまくこなすには、どうすればいいのでしょうか?

一つには、発達障害であることを職場に伝え(カミングアウトして)、理解と配慮を求めるという方法があります。しかし、いまの日本の現状では、発達障害への理解がよほどある職場でないと、仕事をするうえでかえって不利益を被《こうむ》る可能性もあり、カミングアウトによるメリット、デメリットをよく考え、慎重に判断する方がいいでしょう。

この点については後でもう一度述べるとして、ここではまず、発達障害のある人が、職場に障害を伝えなくても、仕事をうまくこなすためにできること、やれることについて考えてみたいと思います。少しの工夫で仕事がやりやすくなることがわかるはずです。

それには第1章でも述べたように、何よりもまず自分が発達障害であることに気づき、受け入れ、認めることが大前提になります。そのうえで自分というものをよく理解し、長所は何か、短所は何か――たとえば、こだわりが強く、急な変更には弱いけれど、決まった手続きや仕事については正確に処理できる――などを知っている必要があります。自分の得手不得手《えてふえて》がわかれば、得手を活かして、不得手はそれをカバーすることを考えればいいのです。

仕事をうまくこなすために見直すべき「三つのR」

発達障害がある場合、一般に職場でしばしば問題になるのは、**仕事がうまく進められない、コミュニケーションをうまくとれない、職場環境に馴染めない**といった点です。

これに関連して、米国の心理療法士サリ・ソルデンは『片づけられない女たち』(WAVE出版)のなかで、職場においては「三つのR」の見直しが大事になると言っています。

三つのRとは、

①優先順位の見直し(Restructuring)
②対人関係の見直し(Renegotiating)
③自己イメージの作り直し(Redefining)

を言います。

発達障害のある人は、優先順位を考えるのが苦手で、得手を活かすより、不得手と格闘してしまいがちです。たとえば、発想が豊かで企画力があっても、それを企画書にまとめるのが苦手で、人に手伝ってもらおうという発想もないため、結局、形にならなかったりします。それでは時間とエネルギーがもったいない。長所も台無しです。配分を見直し、どうすれば得手が活かせるのか、それを考えよう、というのが優先順位の見直しです。

また、発達障害のある人は、自分の興味や関心のあることには過集中になる傾向がありますから、仕事でも時間を忘れてのめりこむなどワーカホリックになりやすい。優先順位の見直しでは、ストレス・コーピング（ストレス対処法）としての、仕事と余暇、オンとオフの切り換えやバランスも大事になります。

二つ目は、コミュニケーションの問題で、相手の要求を正しく理解し、できないことはきちんと断るなど要望をちゃんと伝えられるようになりましょう、ということです。発達障害のある人にとって、これは大変な難題ですが、話し方のコツを覚えるなど工夫次第でできることはあります。具体的には後で述べます。

三つ目の自己イメージの作り直し。これは一言で言えば、「観察自我」を育てよう、ということです。発達障害のある人は自分を客観的に見るのが苦手です。このため、たとえば自分の事務処理能力を超えているにもかかわらず、仕事を引き受けてしまい、結局、期限までにできず、周囲に迷惑をかけたりします。

観察自我の弱い人は、自分のなかの〝問題児〟や〝優良児〟に名前をつけてみましょう。たとえば、すぐにカッとなる自分には「キレ太」、注意力散漫でボーッとしている自分には「ボケ助」、気持ちの落ち着いた自分には「クール君」など何でもかまいません。

そして、カッとなって怒りをぶちまけそうになったら、

「あっ、キレ太になってる！　クール君にならなきゃ！」

と気づけるようにする。そうやって観察自我を鍛《きた》え、いつも冷静でいられるように自分のなかのクール君を育てていきます。

観察自我の育成は、優先順位や対人関係の見直しなど、長所を活かして短所をカバーするための大前提であり、これができて初めてそのための工夫も生きてきます。

自分の置かれた立場や状況を冷静かつ客観的に観察するための目（観察自我）を養うよ

うにしてください。

以下、「星野流ADHDの仕事術」も交えながら、発達障害のある人が自分の特性を職場で活かすための工夫を具体的にお話ししたいと思います。

仕事をうまく進めるコツ

(1)「やるべきこと一覧」でスケジュールを管理する

発達障害のある人は、忘れっぽく、先延ばし傾向があり、物事を順序立てて考えるのが苦手です。このためしばしば約束や締め切りを守れなかったり、優先順位を考えずに手をつけ、仕事に無駄や混乱が生じたりします。

これを防ぐには、やるべきことを手帳やカレンダーなどに書き込み、物事を順序立てて考える癖《くせ》をつけることです。そして、常に携行したり、見やすいところに置いて、繰り返し見ることです。書いて、繰り返し見る――。これは記憶の最大の味方です。

具体的には、その日にやるべきこと、その週にやるべきこと、その月にやるべきことを手帳やカレンダーなどに書き込んでいきます。蛍光ペンなどで色をつけることで記憶の定着がより確かになる人も多いようです。カレンダーを使うなら、見やすいようになるべく大きめのものを使うといいでしょう。

そのうえで締め切りや重要度などから何を優先してやるべきかよく考え、◎は最優先ですぐにやる、○は今日中にやる、△は数日以内にやる、×はよく考えたら不要というようにマークをつけて、やるべきことと優先順位がひと目でわかるようにします。

これを繰り返しチェックします。そして、やり終えた作業は、横線を引いたり、チェックマーク（レ印）を入れるなどして消していきます。

これは「視覚的構造化」と呼ばれるもので、発達障害の苦手な部分をカバーするのに極めて有効です。これを繰り返すだけで物事を順序立てて考える習慣がついて、うっかりミスが少なくなります。

なおスケジュール管理は、今日は何ができて、何ができなかったなど、その日の仕事を振り返る「作業日誌」などと連動させることで、意識づけが進み、いっそう確実なものになります。また、その日の体調をあわせて記入しておくと、作業の量や進捗状況などと体調の関係がわかり、無理のない、より効果的な仕事の仕方を考えやすくなります。

(2) 段取りをよくするには自分専用の作業マニュアルを作る

作業の段取りそのものがよくわからないとか、しばしば混乱する場合は、仕事をやりやすくするための自分専用の「作業マニュアル」を作るといいと思います。

具体的には、「いつ」「どこで」「何を」「いつまでに」「どれだけ」「どうやって」「どこまで」やればいいのか、やるべき作業と手順、方法などを自分がわかりやすいようにマニュアル化します。

この場合も、それを見れば、ひと目で段取りが理解できるように、図解を用いるなど視覚的な構造化をはかると効果的です。そして、これを机の上や壁などの目につくところに置いて、いつでも確認できるようにしましょう。

発達障害のある人は、トイレに立つなどして仕事をやりかけにすると、どこまでやったのか、しばしば忘れたり、わからなくなってしまいます。作業を中断するときは、「ここまでやった」とわかるように、付箋《ふせん》を貼るなど、自分なりの工夫をするといいでしょう。

《星野式ＡＤＨＤの仕事術①――手帳を徹底的に使いこなす》

私はスケジュール管理には徹底的に手帳を使っています。やるべき仕事内容をその日、その週、その月ごとに記入し、◎○△×で優先順位をつけます。仕事の締め切りはデッドラインがひと目でわかるように、論文なら緑、講演資料なら青、雑誌原稿なら赤などカラーペンで色別に期限を記しておきます。

記入したスケジュールは、一日最低でも一〇回、平均すると一五～二〇回はチェックしていると思います。「今日は一〇時から来客があるな。来週の日曜日は関西で講演だな。あの原稿の締め切りは再来週の金曜だな」と繰り返し何度も何度も予定を確認します。忘れっぽいので、この確認は欠かせません。

そうやって何度も確認するには背広の胸ポケットに入るような小型の手帳がベストです。バイブルサイズのシステム手帳ならたっぷり書き込めますが、サイズが大きく、ポケットには入りません。置き忘れることも多い。忘れっぽい人間には不向きです。

消化したスケジュールは横線で消していきます。そして別途、その日に何があったか、毎日、簡単に事実だけを日記に書き残すようにしています。たとえば、「三月一日午前一〇時から一時間、〇〇新聞〇〇記者の取材を受ける」などのように。

また、私の場合、ひらめくけれど、すぐに忘れてしまうので、ふと思いついたアイデアなどをすぐに書き留められるように、手帳には専用の小さなメモ帳がはさんであります。

封筒やチラシの裏などその辺にあるものに大事なことをメモすると、忘れて捨ててしまうので、必ずメモは決まったメモ帳にするようにしています。

(3) 仕事は小分けしてできることから順番に片づける

発達障害では複数の作業を同時に進めるのが苦手というケースがよくあります。あれこれ仕事に手をつけては、結局、どれも中途半端になってしまうのです。対策としては、あれこれ手をつけず、できることから一つずつ片づけていくこと。これに尽きます。

たとえば、午前中に、①パソコンでの文書作成、②書類の発送作業、③資料の読み込みという三つの仕事をやる必要があるとします。①の文書の作成には、③の資料の読み込みが必要で、②の書類の発送は、①の文書ができないと送れない、という関係です。

であれば、やるべき仕事の優先順位は、③→①→②となります。このように、やるべき仕事の全体像を考え、それを優先順位に応じて小分けし、小さな目標を一つずつクリアして、最終的にすべての仕事を完成させるようにすると、混乱せずに、段取りよく、集中して仕事がしやすくなります。

一週間とか一カ月かかる仕事も同じように小分けして、短期間でこなせる目標をいくつも設定し、それを一つずつ確実にこなすようにするとゴールまで向かいやすくなります。

どうしても手順や段取り、優先順位などがわからない場合は、自分で勝手に判断しないで、同僚にアドバイスを求めるか、上司の判断を仰ぐようにしましょう。

（4）時間の管理は身近な仕掛けを用意する

発達障害の人は、夢中になると過集中で時間のたつのを忘れがちです。このため出かける直前になってあわてたり、約束の時間に遅れるなど、しばしば仕事に支障が出ます。

これを防ぐには、身近なリマインダー（思い出させてくれる）機能を活用するといいと思います。たとえば、携帯電話のアラーム機能もその一つ。私の患者さんでも利用している人がいますが、音量、音質の微調整が可能ですし、マナーモードのバイブレーション機能にすれば、まわりの人に迷惑をかけることもありません。

出掛けにバタバタしないためには、準備の時間も含めて一〇分前には携帯のアラームをセットしておくといいのではないでしょうか。この方法は、約束の時間に電話をかけなければいけないときとか、大事な会議の前など、いろいろなケースで使えます。

周囲の迷惑にならないようなら、キッチンタイマーなどを使うのもいいと思います。

待ち合わせは、時間ぎりぎりではなく、最低でも一〇分前には着くようにします。また道に迷いやすい人は、さらに余裕を持った行動を心がけるとともに、いざというとき困らないように、あらかじめ目的地までの行き方をインターネットなどでよく調べ、それをメモするなり、印刷するなりして、必ず持参するようにしましょう。

なお携帯電話は、メールやメモ機能を使えば、何か思いついたときなどにメモ代わりにも利用できます。ICレコーダーをメモ代わりに使っている人もいます。これらはうっかり忘れを防ぐツールとしてお勧めです。

(5) 書類などは置き場所を決め、使ったら必ずそこへ戻す

発達障害でも、特に片づけるのが苦手なADHDの人は、打ち合わせの間際になって必要な書類や資料などが見つからず、大騒ぎすることがよくあります。

先日、外来を訪ねた女性がこんなことを言っていました。

「家で結婚指輪をどこに置いたか忘れてしまい、あちこち探し疲れて、のどが渇いたからジュースでも飲もうと冷蔵庫を開けたら、なぜか惣菜《そうざい》のタッパーウェアの上にあった」

この人は、小児期の既往もあり、明らかなADHDでした。

このようにADHDの人は、物忘れが多く、あちこちに物を置きっぱなしにするため、部屋がどんどん乱雑になってしまいます。職場でも同じで、なかにはその人の机のまわりだけ、まるでゴミ屋敷のようになっている人もいます。

こうした惨状を防ぐには、一にも二にも書類、資料、文房具などは置き場所を決め、使ったら意識して必ず同じ場所に戻すことです。これを習慣にしましょう。

（6）明日職場へ持っていくものは玄関や出入口に出しておく

発達障害では、朝、職場へ出かける間際になって、「あれーっ、定期がない！　財布がない！　携帯電話がない！」などとしょっちゅうバタバタしてしまう人がいます。このタイプの人は、前項同様、外出に最低限必要な定期、財布、携帯電話、手帳、部屋のカギなどの家での置き場所をまず決めてしまうことです。そして必ずそこへ置くようにする。そうすれば、出掛けに「ない！」などということはなくなるはずです。

そして、いちばんいいのは、次の日、職場へ持っていくものは、前の晩にカバンに入れて、玄関に出しておくことです。これなら、翌朝、確認するだけですぐに出られます。

《星野式ＡＤＨＤの仕事術②――最低限必要なものは常にカバンに》

私は一度、置き場所を決めたら、それを一〇年、二〇年変えません。大学の教授室でも自宅の部屋でもそう。常に同じ場所に同じものを置くようにしています。

これは上着のポケットでもカバンや財布のなかでも一緒です。いつも同じものが同じ場所にあるように視覚的に構造化しています。たとえば、私は出張が多いですから、旅先で急に体調を崩しても平気なように胃薬、風邪薬はもちろん、抗生物質から心臓発作の薬までいざというときの救急医療セットが、カバンのなかの大きなポケットに入っています。ほかにも定期、財布、手帳など必要最低限のものは、いつもカバンに入っています。

そして、イレギュラーで持参するものがあるときは、――たとえば、出張先へのお土産など――、カバンと一緒に玄関でいちばん邪魔になるところにわざと出しておきます。これなら、まず忘れることはありません。

私はＡＤＨＤでも不安感が強いので、そうしたことを強迫的にします。しないと忘れてしまいそうで不安でしょうがないのです。

(7) 大事なものは体からはなさない

大事な書類を駅のベンチや電車の網棚、喫茶店のイスなどに置き忘れた……。発達障害のある人は、しばしばとんでもない忘れ物をしがちです。

たとえば、ある患者さんは、お昼を食べに入った店に顧客情報が入った書類を忘れてしまい、そのなかの一部の個人情報がインターネットに流出。大問題になってしまったことがあったそうです。

こうした事態を防ぐには、「大事なものはいつも身につけている。体からはなさない」ことを大原則にすることです。たとえば、書類であれば、封筒のまま手に持っていると、ついどこかに置き忘れてしまいがちですから、必ずカバンに入れるようにします。

そのカバンも下手をすると置き忘れてしまうので、手さげカバンではなく、ショルダーバッグにして、いつも斜め掛けにするといいと思います。これなら体からカバンがはなれることはありませんから、大事な書類などをなくす心配はなくなります。

コミュニケーションのコツ

(8) 相手を怒らせてしまったときは、とにかく謝る

発達障害のある人は、しばしば「その髪形、変だよ」とか、「この会社にコネで入ったんだって?」などと相手が聞いたらカチンとくるようなことを平気で言ってしまいます。

たとえそれがほんとうのことであったとしても、言われた方は面白くない。だから、怒ったり、不機嫌になったりします。でも言った本人に悪気はなく、なぜ相手がムクれたのかさっぱりわかりません。「ほんとうのことを言っただけなのに……」と思ってしまう。

こんなときは、とにかく「すみません。ごめんなさい」と謝ることです。そして、話しやすい誰かに、なぜ彼らが怒ったのか、その理由を教えてもらいましょう。そうすることで、「言ってはいけないこと」の経験値を少しずつ上げていくことができます。

人を傷つけないようにするには、

・相手を否定しない
・相手の欠点を言わない
・「何で？」「どうして？」などと相手を詰問しない

などを心がけるといいと思います。

（９）相手の考えや気持ちは状況観察で学び、覚える

発達障害では、相手の態度や表情から気持ちをくみ取るのが苦手な人がいます。このた

め自分の言いたいことだけを長々と話しつづけて嫌がられたり、ミスや仕事の手順の悪さなどを注意されているのに、そうと気づかなかったりします。

このタイプの人は、相手が急に黙ってしまったり、怒りだしたりしたときの状況をよく思い出して、自分の何がいけなかったのか、よく考えるようにしましょう。一方的に話しすぎたとか、何か気に障《さわ》ることを言ったなど、思い当たることがあれば、それを状況とともにノートにメモしておくといいと思います。

怒られているのにそうと気づかない場合も同様です。状況と原因を考える癖をつけるようにしましょう。同僚が注意されている場面を観察するのもいい勉強になります。

また、話し方がつっけんどんにならないように、普段から周囲の人がどんなふうに話しているか、よく観察して、参考にするといいと思います。

(10) 依頼の仕方と断り方を覚える

発達障害のある人は、説明抜きで直接的な物言いをしがちです。たとえば、何かを頼むとき、しばしば理由も説明しないで、いきなり、「これ、やって!」などと言ってしまいます。言われた方は、驚き、戸惑い、ときにはひどく不快に感じます。

その一方で、仕事がたまっているのに、何か頼まれると断りきれず、つい引き受けてしまい、自分の仕事も頼まれた仕事も遅れて、結局、周囲に迷惑をかけたりもします。

これを防ぐには、上手な頼み方、断り方のコツを覚えることです。

たとえば、忙しくて手一杯とか、急な用事ができたりして、誰かに手伝ってほしい、あるいは依頼を断りたいなら――。

「いますごく忙しくて、もしよければ、少し手伝ってもらえませんか？」

「これから○○商事さんまで行かなきゃいけないの。だから、ちょっと無理。ごめんね」

このように理由をちゃんと伝えて、丁寧にお願いする、あるいは断ることです。

また何かを主張するときは、自分の言いたいことを一方的に言うのではなく、まず他人の意見を最後までちゃんと聞くことです。そのうえで自分の主張を述べ、お互い納得のうえでどちらかの意見に賛同したり、双方の意見のよいところを採用するなど、バランスをうまくとることが大事になります。

《星野式ＡＤＨＤの仕事術③――頼める仕事はやってもらい、できないことは断る》

精神科の病院は、障害者年金や療育手帳、特別児童扶養《ふよう》手当、自立支援医療診断書など患者さんの受給関連の書類がとても多く、その作成に膨大な時間を必要とします。会議が多く、当直も月八回はあります。通常の外来のほか、救急の外来も少なくない。保健所、警察署、消防署からしょっちゅう電話が入ります。それらに対応しながら、大量の書類書きをするのは正直大変です。そこでお願いできる分についてはクラークさん（医療秘書的な事務系の仕事を担《にな》う人）に手伝ってもらうようにしています。また、私が出なくてもいい会議については、申し訳ないけれど、欠席させてもらっています。

誰かに頼める仕事はやってもらう、やらなくてもいい仕事はやらない――。私が仕事をうまくこなすうえで、これらはとても大事なポイントになっています。

それともう一つ大事なことは、できないことは、ちゃんと断ること。

私はかつて大酒飲みでした。しかし、肝臓を悪くし、大病を患《わずら》ってからは、月に一度ワインを少し飲む程度で、基本的に飲酒はしません。このため酒席に誘われたときは、「せっかくですが、明日、朝が早いので」「これから原稿を書かなければいけないので」「来客があるので」などと言って丁重にお断りするようにしています。

付き合いの悪い人だとは思われるでしょうが、自分の健康には代えられません。仕事や社交の場面などで、人はしばしば「断る」ことが必要になります。日頃からあらかじめ断る理由を用意しておくと、とっさのとき、まごつかずにすみます。

(11) 会議では出し抜けに意見しない

発達障害のある人は、思ったことをすぐ口にする傾向があります。たとえば、会議で上司が話している最中に、話の流れとは関係なく、ふと思いついたことを、「課長、これはこうした方がいいと思うんですけど」などと唐突に言いだしたりします。言われた方はカチンときますし、周囲はヒヤヒヤしたり、苦笑したり……。

人前で意見を言えるのはいいことですが、問題は内容やタイミングです。人の意見は黙って最後まで聞くべきで、途中で割って入って関係のない話をしたり、ましてやその人の意見を馬鹿にするような無礼な言い方は絶対にしてはいけません。

こうした出し抜けの発言を防ぐには、思いついたことをすぐに口にするのではなく、疑問に思った点や言いたいことをまず手帳やノートなどにメモすることです。メモは会議中の落ち着きのなさを防ぐためにも有効です。そして、ほんとうに発言すべき内容かどうか、考える時間を置きましょう。あえて発言しなくても、話の流れのなかで、疑問に思っていたことに答えが得られることもよくあります。

会議のあとに、まわりの人に、気になることを確認するのもいいでしょう。

また注意散漫傾向が強い人は、大事な決定事項などを聞き逃す可能性がありますから、メモするだけでなく、ICレコーダーなどで会議を録音しておくといいかもしれません。

集中力という点では、講演などを聞きにいく場合はなるべく最前列に座る、習い事などをするならできるだけ少人数の教室を選ぶ、なども気が散るのを防ぐ意味で有益です。

《星野式ADHDの仕事術④――沈黙は金！　会議や社交の場では黙っている》

私はたまに人をひどく傷つけるような一言を言ってしまうことがあります。若いときはそれでずいぶん失敗しました。ですから、会議では、事前に発言内容を決めておいて、それ以外は基本的に発言しないようにしています。

同様のことは社交の場でも言えます。失言しないように、宴会やパーティではなるべく壁の花（ウォールフラワー）に徹しています。苦手な人、嫌いな人の前でもそうです。余計なことをしゃべるとろくなことがない。だからほとんど黙っています。沈黙は金です。

発達障害では「雑談ができない」といって悩む人が多いのですが、本人が思うほどまわりの人は実は気にしていないものです。休み時間でも飲み会でも聞き役に徹していればいいのです。「話すのが苦手だから」と最初に伝えておけば、案外、まわりから話しかけてくれるものです。

聞き上手になるには、

①相手に笑顔を向ける

②相槌を打ちながら聞く

③相手の話を遮《さえぎ》らない
④相手の言葉を否定しない

の四つを心がけることです。これに徹すれば、必ず相手は上機嫌で話してくれます。

なお会議で発言もしないでじっと座っていると、すぐに眠くなります。ADHDは睡眠効率がよくないため、昼間居眠りが多いのです。

そこで、そんなときは、眠気防止用のガムやドリンクなどをよく利用します。眠気覚ましのガムはいつでも口にできるように常に上着のポケットに入れてあります。

(12) 得意なこと、苦手なことを知ってもらう

職場に発達障害であることを伝える必要はありませんが、自分の得意なこと、苦手なことを上司や同僚に知ってもらうのは、仕事をうまくこなすうえで大切なポイントです。

たとえば、忘れっぽいので約束や締め切りなどをよく忘れるなら、あらかじめそれを伝えておきます。そうすれば、「先方との約束に遅れるといけないので、○時になったら、そろそろ時間だよ、って一声かけてもらえませんか」とお願いすることもできます。前述の携帯電話のアラームなどと併用すれば、より確実になります。

曖昧《あいまい》な表現や言葉の裏を読むのが苦手で、暗黙のルールがわからなかったり、冗談を真に受けて怒ったり、落ち込んだりするなら、「空気を読むのが下手なので、おかしなことをしたり言ったりしたときは、なるべくはっきり言ってもらえると助かります」とあらかじめ伝えておくといいでしょう。

また暗黙のルールなどがわからないときは、「ごめん、ちょっとわからないんだけど、どういうことか教えてくれる？」などと、とにかく同僚にたずねることです。そして、手帳やノートなどに書きとめる。ある患者さんは、仕事で必要な用語や暗黙のルールなどをそうやって書き記し、自分専用のオリジナルの「辞書」をつくっています。

《星野式ＡＤＨＤの仕事術⑤——周囲の助けを借りて長所を活かす》

私は会議や書類書きが苦手で、周囲にも話しています。今年の新年の挨拶でも言いました。そして、前述のように、出なくてもいい会議は失礼させてもらい、手伝ってもらえる書類書きはクラークさんにお願いしています。
その代わり、患者さんの治療や学生への講義のように得意なことは全精力を注ぎ込みます。そうやって周囲の助けを借りながら、長所を活かすことを考えましょう。

(13) 指示や連絡などを口頭で受ける場合は必ずメモを取る

発達障害では、口頭での指示や連絡などを苦手にする人が少なくありません。早口で言われると、焦《あせ》ってしまい、余計にわからなくなったり、「あれ」「それ」「これ」などが何をさしているのか、戸惑うこともしばしばです。また、指示や連絡などがたとえちゃんとわかったとしても、ついうっかり忘れてしまうこともあります。

このため口頭で指示や連絡などを受けるときは、必ずメモを取り、わからないことがあれば、その場で必ず確認するようにしましょう。わからないことや聞きそびれてしまったことをそのままにしておくと、後で大きなミスにつながりかねません。そのままにしないで、「この書類は来週火曜の午後一時までに提出すればいいんですよね?」とか、「すみません、もう一度お願いできますか」などと必ず確認したり、聞き返すようにしましょう。

また電話を受けるときは、
・○月○日○時○分
・電話の相手（会社名、部署、氏名）
・話の内容
・今後の対応（①折り返し電話する必要の有無、②必要な場合はいつかければいいか、③相手の電話番号）
などを必ず確認し、メモに取ります。あらかじめ電話メモ専用の市販のメモ帳などを用意しておくといいでしょう。電話を受けたとき混乱しないですみます。

相手の話す内容が自分ではよくわからない場合は、「いま担当の者に代わります」と言って同僚や上司に代わるか、「確認して折り返しお電話いたします」と言っていったん電話を切り、どう対応すべきか、同僚や上司の判断を仰ぐようにしましょう。

《星野式ＡＤＨＤの仕事術⑥――事務連絡はメールかファックスでもらう》

私の場合、事務連絡は、電話にしろ面と向かってにしろ、言葉でパッパッと言われると、右の耳から左の耳へスーッと抜けてしまうことがあります。まるで記憶に定着しないことがあるのです。ですから、もちろんその場でメモはしますが、念のためメールかファックスで用件を送ってもらうようにお願いしています。文字でもらえば、より確実ですから。

(14) よく使う言葉は手帳などにリスト化しておく

発達障害のある人は、とっさに言葉が出てこないことがあります。この対策としては、会社の内や外で話す場面をいろいろ想定し、よく使う言葉については、手帳やノートなどに書きとめ、リスト化しておくといいと思います。

具体的には、たとえば、

「お疲れさまでした」↓同僚・上司の帰社、退社するとき
「お先に失礼します」↓自分が退社するとき
「すみません。いま手があかなくて」↓忙しくて依頼を断るとき
「いま、お時間よろしいでしょうか」↓電話をしたり、質問するとき

「申し訳ないんですが」→何かを頼むとき
「忙しいのに、ありがとうございました」→何かしてもらったとき
などといった具合です。ある患者さんは、これらの一覧表を作成し、机に置いて、いつでも確認できるようにしています。

(15) 自分の価値観を絶対視して他人の批判をしない

発達障害では自分の価値観を絶対視して他人を厳しく批判する人がいます。ルールや約束事などを守るのはとても大切なことですが、それもあまりに過ぎると、独善的であったり、行き過ぎた正義感となって周囲との摩擦を生みやすくなります。

たとえば、飲み会の割り勘。「自分はアルコールを一滴も飲んでいない。一律五〇〇〇円はおかしい!」などと幹事に嚙《か》みついたりします。幹事になった場合は、しばしば人数割りで端数《はすう》まで厳密に計算し、釣銭精算にひどく時間がかかったりします。

こういうケースでは、「飲まないんだから食べなきゃ損」と割りきったり、人数割りで余った分は二次会の予算にまわしたりするのが普通でしょう。「こういうときはこうする

のか」――。経験を重ねることで、そうした知恵やコツを覚えていくようにしましょう。

また、約束の時間に五分遅れただけで、いきなり「何やってるんですか！」と怒ったりする人がいます。電車が事故でストップしてしまったなどやむを得ない事情もあるかもしれないのに、理由も聞かず、一方的に相手を責めるのは絶対に避けるべきです。

それに五〜一〇分程度の遅刻は、世間一般では許容範囲でしょう。いまは携帯電話で連絡を取り合えるケースが多いですから、遅れそうなときは、その旨、連絡が入ることも多いはずです。少しくらいの遅刻は許容するのが世間の常識と知るべきです。

《星野式ADHDの仕事術⑦――管理職は人をほめられなければならない》

私は人の長所をほめるようにしています。先輩をほめ、同僚をほめ、後輩をほめる。学生をほめ、患者さんとその家族をほめます。

たとえば、患者さんなら、「集中力がついてきたね。人の話を聞けるようになったね。姿勢がよくなってきたね。字が丁寧になってきたね。成績が上がってきたね。イライラしなくなったね。落ち着いてきたね」とほめます。人は期待されると、やる気になり、その期待に応えようとします（ピグマリオン効果）。だから、長所を見つけてほめる。ほめられて嫌がる人はいません。

発達障害を抱える人のなかには高学歴で高い知識や技能を持つケースがあります。ただし社会性やコミュニケーションに難があり、人間関係では苦労が絶えない人が多い。それでも部下で使われているうちはまだいいのです。職場での経験年数が上がり、部下を持つようになったとたん、優柔不断であったり、逆に強権的であったりして、マネジメントが破綻してしまい、しばしば無能の烙印《らくいん》を押されてしまいます。

私は、部下を使う基本はほめることだと思っています。ほめるには相手の長所を見つけなければいけません。それは人間関係を円滑にするための基本中の基本です。ですから、これができないと管理職は難しいと思います。最近は高度の専門知識や経験を活かす専門職制度を採用する会社も増えています。専門職は、管理職と違い、マネジメントは行ないません。発達障害のある人は、管理職になるかどうかは、よく考えた方がいいでしょう。

(16) 話すときのマナーを覚える

発達障害では、相手がいま話しても大丈夫な状況かどうか、判断するのが苦手な人がいます。そういう人は、相手の都合を考えないで話しかけたり、電話をしたりして、仕事の邪魔をするなど、しばしば迷惑をかけてしまいます。

これを避けるには、話しかけたり電話をかけたりする前に、「いまお話ししても大丈夫ですか」と一言確認するのを習慣にするといいでしょう。

一般に相手が、

・電話をしているとき
・誰かと話しているとき
・出かける準備をしているとき
・昼休みに出ようとしているとき
・退社しようとしているとき

などは、よほど急な用件でないかぎり、話を持ち込むのはやめましょう。

また相手の都合も考えないで、自分の話したいことを話しつづけるのも厳禁です。話しつづけていいかどうかは相手の次のような身振りや表情で判断するといいでしょう。

［話し続けても大丈夫なサイン］
・相手がニコニコしている
・身を乗り出して聞いている
・頷いたり、相槌を打ってくれる

［話すのをやめた方がいいサイン］
・つまらなそうにしている
・時計を気にする
・目をそらし、こちらを見ない

発達障害では、図書館のように静かな場所でも大きな声で話すなど場面に応じた声の大きさの調節が苦手な人もいます。このタイプの人は、日頃から周囲の人たちが、状況、場面に応じてどの程度の声の大きさで話しているか観察し、たとえば、携帯電話の音声レベルに当てはめ、「この状況では音声レベル１、この場面では音声レベル３」などと具体的に自分のなかでイメージするようにするといいと思います。

また発達障害では、人との距離感がわからず、近づきすぎてしまう場合があります。ある患者さんは、「私と話す人は、なぜか後ろに下がるんです」と言いました。顔を近づけすぎて話すため、相手が不快に感じ、距離を取っていたのです。

一般に人が不快に感じない距離感というのは、相手が同性なら肘から先くらい（五〇センチ程度）、異性なら腕を伸ばしたくらい（七〇センチ程度）とされます。相手に嫌われない距離感を覚えるようにしましょう。

それと大事なことをもう一つ。人と話すときは必ず相手に顔を向けること。この当たり前のことが、発達障害ではできない人が少なくありません。横を向いたまま話したり、なかには背中を向けたまま話す人もいます。それで「横柄」「生意気」などと思われてしまう。視線を合わすのが苦手なら、相手の口元あたりを見ながら話すといいと思います。

なかには相手をじっと見つめすぎる人もいますが、あまりにも凝視しすぎると、相手は圧迫感や薄気味悪さを覚えてしまいます。ずっと見つめつづけるのではなく、口元や喉元などに視線を外しながら、話すようにしましょう。

《星野式ＡＤＨＤの仕事術⑧――雑学とユーモアでコミュニケーション能力を高める》

病院の外来には、普通の勤め人の方から主婦、子ども、高齢者、経営者、弁護士、政治家まで実にさまざまな方がいらっしゃいます。その方たちの話を聞いて、治療を進めるには、こちらもなるべくいろいろなことを知っている方がいい。

そこでコミュニケーション能力を高めるために、乱読、雑読で、歴史、地理、スポーツから歴史小説、推理小説、ファンタジー小説、ハウツー本まで面白そうな本は片《かた》っ端《ぱし》から読んで、雑学を仕入れるようにしています。家にある蔵書は一万冊以上。雑学は、精神科医の仕事に確実に役立っています。

(17) 服装のマナーを覚える

発達障害では、入浴や着替えをひどく嫌う人がいます。これは次項の感覚過敏《かびん》と関係しますが、石鹸やシャンプーを使ったり、新しい服などに袖を通すと、触覚や嗅覚などが刺激され、ひどく不快で、気持ち悪いと感じてしまうためです。

しかし、入浴も着替えもしなかったら、「臭い！」「汚い！」「だらしない！」と周囲から嫌われ、疎《うと》まれるのは必定で、社会人として生きていくには致命的なマイナスとなってしまいます。人の印象は見た目で決まってしまうケースが少なくないのです。

これを避けるには、たとえば、

・お風呂は日曜、火曜、木曜に入る

・着替えは入浴したときにする

・一ヵ月に一度（最終日曜日）は必ず散髪に行く

などとルール化してしまうことです。発達障害のある人は、このように決まりごとにしてしまうと、案外その通りにやれることが多いものです。ヘアケアやフェイシャルケア、服装のコーディネートの仕方などは、身近な人に教えてもらうのが一番です。

(18) 食事のマナーを覚える

発達障害では、食事のマナーで失敗する人がいます。

たとえば、よくあるケースとしては、

①口を開けて音を立てながら食べる

②料理をみんなで分け合わず、一人で食べてしまう
③食べ終わったら一緒にいる人が食べ終わるのを待たずに帰ってしまう
などがあります。

口を開けてクチャクチャ音を立てるような食べ方は「汚い食べ方」として嫌われます。また口にものを入れたまま話すと、食べかけのものが飛び出すことがあります。相手の顔や洋服、料理の皿などに飛んだりすると大変失礼になります。口は閉じて食べましょう。

みんなで料理を何品も頼んでそれを取り分けて食べる場合、同席している人の分を考えず、一人でどんどん食べてしまう人もいます。これをやると必ず顰蹙《ひんしゅく》を買います。人数を考えて、自分の分だけ取り分けるようにしましょう。

食事は、同席している人がみんな食べ終わるまで待つのがマナーです。先に食べ終わったからといって、さっさと帰ってしまったら、みんなびっくりしてしまいます。

職場環境をよくするためのコツ

(19) 感覚過敏には刺激を緩和するツールを活用する

発達障害では、聴覚、嗅覚、視覚などの過敏に悩む人がいます。感覚過敏があると、職場での生活は大変につらいものになり、それこそ仕事に集中するどころではなくなってしまいます。

そこで感覚過敏がある場合は、上司に相談したり、周囲の理解と協力を得て、刺激を緩和するツールを利用するといいでしょう。一般に聴覚過敏なら耳栓《せん》やイヤホンタイプのノイズキャンセリングヘッドホンを使う、嗅覚過敏ならマスクをつける、視覚過敏ならメガネのレンズに色を入れる、などの対策が有効とされています。

最近の耳栓のなかには、音を完全に遮断するのではなく、高周波のみカットしてくれるものもあります。またインフルエンザ対策などで職場でもマスクをしたまま仕事をする人が増えており、以前に比べるとマスクへの違和感はだいぶ少なくなりました。電話機の着信音をなるべく小さくするだけでも不快な音への刺激が減る人もいます。

人の動きや掲示物など目に入るものが刺激になる場合は、可能であれば、ポスターなどを外したり、人の動きが視界に入りにくい場所に席を移したり、パーテーションなどで仕切りをつけることができれば、だいぶ楽になると思います。背の高い観葉植物を置くだけで効果がある場合もあります。

また机の上には仕事に関係するものだけを置き、それ以外の本や雑誌などは置かないようにしましょう。「雑然」は混乱のもと。仕事の空間をすっきりさせることは混乱を防止する何よりの対策です。

(20) パニックになりそうなときはクールダウンを心がける

発達障害者は、仕事でミスをして上司に叱られたりすると、不安や不満や怒りの感情などが押し寄せ、パニックを起こしそうになるかもしれません。

そんなときは、「すみません。ちょっと失礼します」と断ったうえで、トイレでも屋上でも非常階段でもどこでもいいですから、一人になれる場所へ行って、とにかく心を静めることです。

ある患者さんは、「パニックになりそうになったら、とにかくトイレに行って冷たい水で顔を洗う。それから個室に入って何も考えないようにして一から一八〇まで数える」そうです。一八〇ということはおよそ三分です。また別の患者さんは、ペットボトルの水やお茶を飲むそうです。そうやって気持ちを落ち着かせるわけです。自分なりのクールダウンの方法を見つけておくといいと思います。

ともあれ、叱られて嬉しい人はいません。でも、それはあなたを思ってのこと。叱られて気づくこと、覚えることはたくさんあります。それを忘れないようにしましょう。

(21) ストレスコーピング(ストレス対処法)を考える

発達障害では、過集中から仕事にのめりこみすぎる人がいます。時間を忘れて長時間仕事に集中しがちな人は、気づかないうちに疲労をためやすく、かえってうっかりミスにつながったりします。ですから、このタイプの人は、携帯電話のアラーム機能やキッチンタイマーなど身近なリマインダーを使って、一時間に一度は手を休めて小休憩を取るなど、自分なりのストレスコーピング(ストレス対処法)を考えるようにしましょう。

「休み時間に何をしていいかわからない」という人は、好きな本を読んだり、音楽を聴くなど何でもいいですから、自分がリラックスできることをあらかじめ決めておくといいと思います。たとえば、お昼休みなら、一人になる時間と空間（クールダウンタイム、クールダウンスペース）の確保も兼ねて、食事の後、職場の近くを散歩したりするのもいいと思います。

多動傾向のある人は、オフィス内の移動はなるべく階段を使うとか、休憩時間には可能なかぎり体を動かすなどして〝ガス抜き〟してみてはどうでしょう。

私の患者さんのなかには、小さなスポンジボールを用意し、休み時間とかイライラしたときなどはそれを握っているという人もいます。参考にしてみてください。

《星野式ＡＤＨＤの仕事術⑨――一人になる時間と空間、そしてユーモア》

私は不安が強く、心配性で、大きな声を出されたり、非難されたりすると、すぐにストレスがたまり、イライラしそうになります。このため、どうしても一人だけのクールダウンタイム、クールダウンスペースが必要になります。

幸い私の場合は、職場でも家でも自分の部屋があり、そこで一人ゆっくりコーヒーを飲むなどして気持ちを静めることができます。一人になる時間と空間がないとすぐに不安が強くなったり、イライラしたりします。私にとってはなくてはならない存在です。

家で一人になる時間と空間の確保が難しい場合は、たとえば、会社からまっすぐ家に帰らず、途中で静かな喫茶店に入って三〇分ほど休むだけでも効果はあると思います。

ストレスコーピングで特に心がけているのは、ユーモアです。私はADHDで、子どもの頃から苦手なことも多かったですから、よくいじめられましたが、そんな少年時代の私を救ってくれたのは赤塚不二夫《あかつかふじお》のギャグ漫画『おそ松くん』でした。いまでも世界のジョーク集のような読み物は好きでよく読みます。ユーモアは、心のオアシスです。

(22) 自分に合う職場に異動させてもらう

自分の得手不得手を考えたとき、どうしてもいまの職場が難しい場合は、自分の長所がより活かせる職場へ異動願いを出すのも一考かもしれません。

発達障害であることをカミングアウトしていない場合、希望がかなうかどうかはわかりませんが、やってみる価値はあると思います。

仕事がうまくいかないと、すぐに辞めてしまう人がいますが、高校、大学の新卒でも就職に苦労する時代ですから、転職は容易ではありません。

高ＩＱのＡＳ（アスペルガー症候群）などで試験能力が抜群に高い人などは、自分のキャリアに関連する難関資格を取得し、それを武器に職探しを進めれば何とかなるだろうと考えがちですが、どこへ行っても最低限の社会性が問われるのは言うまでもありません。

いずれにしろ一度辞めてしまうと「辞め癖《ぐせ》」がついて、転職を繰り返した挙句、ニートやひきこもりになってしまう恐れもあります。

とにかく何とか我慢しながら働きつづけることを考えるべきだと思います。そのためには専門医の診断を受け、きちんとした治療やカウンセリングや指導を受けることです。働きつづけるために、必要であれば、少しの間、休職することも考えましょう。

以下に二つの事例を紹介します。一つ目はストレスコーピング、二つ目は異動が効果的に働き、発達障害にともなうさまざまな問題が改善したケースです。

■事例①／R子さん——ストレスコーピングが効果を発揮したケース

R子さんは初診時三七歳。短大を卒業し、事務機器メーカーに就職しました。二四歳で社内結婚し、退職。男の子を二人もうけました。

その後、建設関係の会社で再び社員として働くようになったのですが、仕事のやり方への不満から上司とたびたび衝突し、「お前の性格の悪さは顔に出ている。早く辞めろ！」などとひどい人格攻撃、パワハラを受けるようになりました。以来、職場の人間関係がうまくいかなくなり、孤立を深めました。

ときを同じくして長男が不登校になり、それが原因でご主人とのいさかいが増え、長男からも「お母さんは何もわかってくれない」と責められるようになりました。このためついカッとして怒鳴ったり、手をあげるようになってしまいました。家事ができず、過食に走り、体重が一カ月で一〇キロも増えました。「イライラして怒りっぽく、突然、涙が出る。こんな自分は死んだ方がいい」、そう言って外来を受診しました。

彼女に子どもの頃の話を聞くと、「よく道に迷った。幼稚園に行くつもりが、田んぼの畦道《あぜみち》に行ってしまい、オタマジャクシを取ってよく遊んだ。男の子とチャンバラばかりやっていた。気に入らないことがあると、すぐにカッとなった。忘れ物が多く、整理整頓は大嫌い。運動が苦手で成績も悪く、小学六年のときクラスでいじめにあった。中学、高校の成績はよくなかった。中学では教師に反抗、高校では不良グループに入り、長いスカートをはいていた」そうです。

また抜毛癖、爪噛み、貧乏揺すりなどの習癖のほか、重い「月経前不機嫌性障害」（PMDD：Premenstrual Dysphoric Disorder）もありました（※PMDDについては第6章で詳しく述べます）。私は、R子さんはADHDにうつ病を合併していると診断し、薬物療法、食事療法、カウンセリングを行なったほか、ライフスキルの指導の一環として、職場にいるときや仕事を離れたところでのストレスコーピングの大切さを話しました。

するとR子さんは、その後、以前から興味があったという天体観測を始めました。夜、静かに星を眺めるのは、心が落ち着きました。思わぬ副産物は、子どもやご主人も興味を示し、一緒に夜空を楽しむようになったことです。いまでは週末にみんなで車に乗って郊外に出かけ、満天の星を楽しんでいるそうです。

崩壊寸前だった家族をすんでのところで救ったのは、天体観測という趣味でした。

その後、R子さんは、イライラしなくなり、ご主人とけんかをしたり、子どもに暴言を吐いたり、暴力をふるうこともなくなりました。

また職場でもクールダウンタイム、クールダウンスペースを持つことを心がけるようになったことで、気持ちを静める術《すべ》を覚え、上司に不満をぶつけることもほとんどなくなったと言います。このため職場の人間関係も以前に比べると、だいぶ改善されたようです。

■事例②／J男さん——異動を希望し、改善したケース

J男さんは初診時三五歳。中学校教師です。「仕事に集中できず、物忘れがひどい。物事の取っ掛かりに時間がかかる。上司（校長、教頭）に言われた大事なことを先延ばししてしまう。生徒の部活の指導もできなくなった。このまま担任を続ける自信がない。自分はもうダメだ」、そう言って外来を受診しました。

Ｊ男さんによると、「子どもの頃から勉強はできた。成績はいつも上の方だった。ただし、先生の話は半分くらいしか聞かず、自分の好きな本ばかり読んでいた。興味の対象が限られ、マニアック。人と視線が合わせられず、会話が苦手だった。人の気持ちが読めず、自分の言いたいことだけ言うので、キャッチボールではなく、ドッジボールになってしまう。貧乏揺すりがひどく、いつも何かいじっていた。鉄棒、縄跳び、跳び箱ができず、片づけ、整理整頓も苦手。忘れ物が多かった」ようです。

Ｊ男さんは、ＡＳ傾向のあるＡＤＨＤでうつ病を合併しており、同じく教師をしている奥さんとけんかが絶えませんでした。私は薬物療法、カウンセリング、ライフスキルの指導のほかに、「もう少し気楽に教えられる学校に移ったらどうですか」と提案しました。

Ｊ男さんもそう考えていたといい、早速、「うつ病」を理由に小規模中学校への異動希望を出したところ、間もなく、これが認められました。いまは担任を持たず、部活の顧問もやらないで授業に専念しています。うつをはじめ、抱えていた問題は、その多くが改善し、いまは薬も飲んでいません。カウンセリングも必要なくなりました。

発達障害をカミングアウトすべきかどうか

トム・ハートマンの『なぜADHDのある人が成功するのか』(明石書店)にこんな話があります。ある女性社員がADHDであることを上司にカミングアウトし、これを読んでくださいとADHDについての本を渡しました。さて、上司はどうしたと思いますか?

「その本を読んだ上司は、彼女の職場での困難にどう対処するか決めた。彼女を首にしたのだ。不運なことに、連邦法がADHDを障害と規定しているため、それを理由に首にはできないことを上司は十分承知していたので、細かい口実を山ほど集め、彼女を追い込み、挑発して、失敗の証拠を十分集め、『障害のある』従業員を解雇することを正当化した。この実話は、ADHDについて『カミングアウト』することのリスクを表わしている」

詳しくは後で述べますが、米国における発達障害者の就労をめぐる状況は、日本に比べてずっと進んでいます。その米国でさえ、こんなことが起きる。残念ではありますが、日本では発達障害への理解がよほどある職場でないかぎり、やはり発達障害のカミングアウトは慎重にならざるを得ないように思います。

逆に言えば、発達障害に理解のある職場で、カミングアウトすることによって、本人の特性に応じた配慮が得られ、より長所を活かした働き方ができる可能性があるのであれば、障害をオープンにする意味も出てきます。

カミングアウトすることによって得られる利益はどれだけあるか？

それをはかるためにも、障害をオープンにした場合、はたして、

・どれだけ理解してくれる人はいそうか？
・どんな支援が受けられそうか？
・それによって職場生活はどう好転しそうか？

などをあらかじめよく考えてみるといいでしょう。

そのうえで以前より働きやすくなりそうな場合にのみ、カミングアウトすることを考えるようにしましょう。信頼できる人が一人でもいいから自分のことを知っていてくれるというのは、発達障害者にとってとても心強いことで、精神的にかなり楽になります。

なお、療育手帳や精神障害者保健福祉手帳を取得して最初から障害者雇用の対象で働くケースについては、第4章で述べます。

職場の理解があれば、受けられる可能性のある支援

カミングアウトによって上司や同僚の理解と配慮が得られる場合は、一般に次のような支援を受けられる可能性があります。

①発達障害の特徴や自分の能力に向いている職場に配置転換してもらう。
②パニック、不安発作を起こしそうなときには、一人になって冷静に考えられるクールダウンタイムとクールダウンスペースを準備してもらう。
③パニック、不安発作を起こしそうなときのために発達障害を理解してくれる人とのホットライン(直接相談できる手段)をつくってもらう。
④女性の場合、特に月経の前はイライラ、不機嫌、不眠、頭痛、過食、食欲不振などPMDD(月経前不機嫌性障害)になりやすいことを理解してもらう。
⑤仕事は得意なことと不得意なことがアンバランスなので、できるだけ上司や同僚に役割分担をしてもらう。
⑥スケジュールや作業手順などをわかりやすく紙に書き出して、机の上や壁などに貼って

おいてもらう（視覚的構造化）。
⑦大きな声や人の非難、叱責に弱いことへの理解と協力を得る。
⑧非常に気が散りやすく集中できないので、働くオフィスは比較的視覚刺激が少ない静かな部屋にしてもらう。
⑨期限が守れず先延ばし傾向があるので、提出書類は期限の前に催促してもらう。

また『ＡＤＨＤ＆ＢＯＤＹ　女性のＡＤＨＤのすべて』（花風社）の著者キャスリーン・ナデューは、カミングアウトによって上司や同僚の理解と配慮が得られる場合は、次のような点について協力を求めるべきと指摘しています（なお、これまで述べてきたことと重複する点があること、日本の職場にそのまま適用するのは難しいものがあることをあらかじめお断りしておきます）。

①多動で落ち着きがない場合

・体の動きの多い仕事に就かせてもらう

・長時間のデスクワークでは、短い休憩をとって職場を離れることを認めてもらう

②不注意傾向や注意散漫傾向がある場合

・個室を持っている場合、一定時間ドアを閉めるのを認めてもらう

・個室を持たない場合、集中力が必要な仕事をするときは、職場の空き部屋を使用できるようにしてもらう

・周りの音を遮断《しゃだん》するため、耳栓やヘッドホンの使用を認めてもらう

・人が少ない時間帯に働くフレックスタイムを認めてもらう

③企画を立てるのが不得手な場合

・ひらめきのあるアイデアマンは、そのアイデアを具体化して実行するのが得意な同僚と組ませてもらう

④時間の管理ができない場合

・一日のなかに過密なスケジュールを入れないようにしてもらう

⑤仕事の先延ばし傾向がある場合

・締め切りを上司に決めてもらう

・信頼できる人とチームを組んで、仕事の役割分担をしてもらう

⑥ストレス耐性が低い場合

・大きな緊張やプレッシャーを強《し》いられるような仕事は回避させてもらう
・自分だけの時間と場所を用意し、好きなように仕事をさせてもらう

⑦職場の人間関係がうまくいかない場合

・無礼な振舞いがあったとしても、悪気はないことを理解してもらう
・管理職には就けないようにしてもらう
・一人で自由にできる仕事に就かせてもらう
・上司が発達障害に理解がない場合は、理解のある上司がいる職場へ異動させてもらう

⑧忘れっぽい場合

・複雑な仕事ほど忘れやすいので、そういう仕事には就けないようにしてもらう
・忘れないように作業などを指示してくれる人をつけてもらう
・情報はメールのように記録に残るもので送ってもらう

第3章

職場で発達障害者を活かすには

——周囲の人ができる11の工夫

発達障害者とどう向き合えばいいか

職場には発達障害と気づかないまま仕事や人間関係で苦労している人がいます。なかには専門医の診断を受けたものの、仕事をするうえで不利益になるのを恐れ、障害を伏《ふ》せたまま、必死に職場に適応しようと努力している人もいるでしょう。

発達障害のある人は、職場で日々、悪戦苦闘しています。

しかし、その一方で、一緒に働く周囲の人たちもまた、彼らの独特の言動に面食らい、当惑し、しばしばどのように対応すればいいのか頭を抱え、途方に暮れている場合があります。

ある会社の管理職の方から、こんな話を聞きました。

「部下と一緒に取引先へ行き、企画の説明を行なったときのことです。一通り説明が終わったところで、先方が企画の不備をいくつか指摘しはじめました。そのとたん、部下が突然、ちょっと待ってください！　と先方の話をさえぎり、どうも企画のよさを十分にご理解いただいていないようですね、と猛然とアピールを始めたのです。

それは先方にわかっていただくというより、なぜこれがわからないんだ、とまるで上から目線の物言いでした。先方も私もしばらく呆気《あっけ》に取られてしまったのですが、これはまずいと思い、すぐに部下を制し、ご意見を踏まえて改めて企画を練《ね》り直してまいりますと失礼したのですが、先方はすっかり怒ってしまい、二度と面談すらかないませんでした」

その上司の方によれば、実はその部下は、

・特定の種類の仕事や方法に強いこだわりがある
・自分のペースを乱されると怒る
・仕事は細かいが、段取りが悪く、無駄な作業が多い

などの傾向もあるとのことでした。そこには明らかにＡＳ（アスペルガー症候群）の傾向が見て取れました。発達障害の部下もつらいが、上司もつらい。その話を聞いて、つくづくそう思いました。

職場に発達障害と思われる人がいる場合、周囲の人たちは、どう向き合えばいいのでしょうか？　彼らの苦手な部分をカバーし、長所を活かすには、どのようなサポートをすればいいのでしょうか？

ここでは主に発達障害と思われる部下や同僚への周囲の対応を、職場で起こりがちな課題別に具体的に考えてみたいと思います。発達障害と思われる上司や取引先への対応については後で述べます。なお以下の（1）～（11）の記述は、厚生労働省の『発達障害のある人の雇用管理マニュアル』（発達障害者雇用管理マニュアル作成委員会編、２００６年）を参考にしています。

仕事の進め方に問題がある場合

（1）「作業マニュアル」とスケジュール表を作る

発達障害のある人は、

・仕事の手順を考えるのが苦手
・仕事の分量やそれを処理するのに必要な時間を推測するのが苦手
・締め切りを守るなどスケジュール管理が苦手

などの傾向を強く示す場合があります。

こうしたケースでは、やるべき仕事の手順、作業時間、休憩時間、使用する機器・道具類などを図解入りでわかりやすくまとめた「作業マニュアル」を作成し、それを見ながら仕事を進めてもらうようにするといいと思います。

マニュアルは、項目別に色分けすると、より効果的です。

また、やるべき仕事（その日、その週、その月など）の予定を一覧にした「スケジュール表」を作成し、自分の仕事を計画的に自己管理できるようにするのも大切です。スケジュール表は、本人にとってわかりやすく、見やすいものであれば、手帳でもカレンダーでも何でもかまいません。これを繰り返し確認するように指導するといいでしょう。

作業マニュアルやスケジュール表を作る場合は、

・いつやればいいのか？
・どこでやればいいのか？
・何をやればいいのか？
・いつまでにやればいいのか？
・どれだけのこと（量）をやればいいのか？

・どうやって（どのような方法で）やればいいのか？
・どこまでやればいいのか？
などをわかりやすく明示することです。

スケジュール表は、その日の作業を振り返り、できたこと、できなかったこと、今後の課題などを記録する「作業日誌」と連動させることで、自己管理への意識づけが進み、さらに効果を発揮するようになります。

(2) 作業を確実にやってもらうには「構造化」する

発達障害のある人は、しばしば、
・教えたことがなかなか覚えられない
・決められた手順が守れない
・仕事にムラがある
などの傾向を示します。
こうしたケースでは、仕事の手順を示した作業マニュアルにわかりにくいところがあったり、疲労から注意力が散漫になっている可能性があります。

そこで仕事をするうえで問題になりそうな場面については、

①イラストや写真などでよりわかりやすく説明する工夫をする。

②必ず「左から右へ移す」とか、「下から上へ順番に積んでいく」など問題になる作業を視覚的にわかりやすい形で単純化してルール化する。

③ここは何をするところか、場所と行動を一対一に整理して伝える。

④どこまでできれば仕事が完成するのか、完成した状態（完成品）を示す。

などの視覚的な手がかり（視覚的構造化）を提供するといいと思います。

また発達障害のある人は、一般の人に比べてストレス耐性が低く、疲労がミスにつながりやすい傾向があります。なかには作業時間と休憩時間の区別ができず、「休むこと＝サボること」と考え、無理をしすぎる人もいます。

仕事にムラがある場合は、どれくらい作業を続けると集中力が切れるのか、よく観察し、「疲れがたまるとミスをしやすくなるから」と、疲労の自覚を促し、休憩のタイミングをアドバイスするようにするといいでしょう。

（3） 仕事の能率の悪さは目標管理で改善を促す

発達障害のある人は、

・作業のテンポが極端に速いか遅いかになりがち
・仕事は速いが、ミスが多い
・汚れを極度に嫌うなど特定のことへのこだわりが強い

などの傾向を強く示すことがあります。

仕事の速さと質（中身）の問題は、どれくらいの作業スピードなら、ミスのない仕事ができるのか、本人とよく話し合いをしたうえで、「午前中（今日中、明日中、今週中など）にここまで仕上げる」などの業務目標を設定し、それをスケジュール表に書き込み、常に確認できるようにするといいと思います。

強く意識づけをしないと、スピードばかり上がって仕事が雑になるような場合は、目標をグラフ化するなどして目につくところに置いたり、貼りだすなどするといいでしょう。

設定した目標については、必ずその成果を確認し、目標に達しなかった場合は、どこに問題があるのか、どうすれば作業効率が上がるのか、一緒に考えるようにしましょう。

特定のことへの強いこだわりから作業が滞《とどこお》ってしまう場合は、たとえば、汚れ具合など見本となるような具体的な基準を示して、「仕事の質を確保するうえで、そこまでする必要はない」ということをきちんと説明し、理解してもらうといいでしょう。

(4) 集中力に欠ける場合は仕事の適性を再検討する

発達障害では、仕事の最中に手休めが多かったり、ボーッとしてしまったりするなど集中力に欠ける人がいます。その理由としては、一般に、

①仕事の適性を欠いている
②仕事の見通しが持てないことで不安になる

などが考えられます。

発達障害のある人は、能力にアンバランスなところがあるため、誰でもできるようなことがひどく苦手だったりする場合があります。たとえば、企画のアイデア出しをするのは得意で嬉々《きき》としてやれるのに、それを企画書にまとめようとすると、とたんに仕事が進まなくなってしまったりします。知らない人が見ると、急にやる気をなくしたように見えま

す。

このような場合、その人の企画力がほんとうに優れているなら、企画書はごく簡単なもので可とし、その代わり口頭で十分に説明するよう求めてもいいのではないでしょうか。ただし、企画書の体裁《ていさい》として最低限の要件は満たしていないと、「何で彼だけあれでいいんだ？」と同僚から不満の声が出ますから、その点だけは過去に職場で評価された優れた企画書を参考にさせるなどして、きちんと書けるように指導すべきです。

仕事の見通しが持てないために集中力が続かない場合は、先ほども述べたように作業マニュアルやスケジュール表を作って、どれくらい仕事をすれば休憩なのか、終わりになるのか、それらがひと目でわかるようにすることです。ほかの人よりこまめに休憩をとらないと注意力が散漫になりミスなどが出やすいときは、本人に自覚を促し、意識して手を休める時間を認めるなどの配慮も必要でしょう。

そうしたサポートをしても改善が見られないときは、作業の適性を再検討し、場合によっては本人の長所がより活かせる業務への配置転換も考えるべきでしょう。

（5）複雑な作業は工程を細分化してやってもらう

発達障害の人には、しばしば、

・複雑な仕事は進め方がわからない

・一度に複数のことを同時にできない。混乱する

などの傾向が見られます。

こうしたケースでは、複雑な作業をいくつかの工程に小分けしたり、やるべき仕事の優先順位をはっきり伝えるようにするといいでしょう。

たとえば、一つの仕事を完成させるのに五つの工程があるなら、それを一から五の作業に細分化し、一が終わったら二、二が終わったら三というように一つずつ確実にやれるようにし、最終的に一から五までを一つにまとめて仕事を完成させるよう指導します。

また、ＡＢＣの三つの作業をやってもらう場合、優先順位がＣ↓Ａ↓Ｂなら、たんに三つの作業をやるように伝えるだけでなく、どのような手順、段取りでやると無駄がなく、作業効率がいいか説明のうえ、やるべき順番も具体的に指示するようにしましょう。

発達障害のある人は、忘れっぽい人が多いですから、指示を出すときは、必ずメモを取

るように指導することも大切なポイントです。

(6) 機器や道具の使い方などは具体的な言葉に置き換える

発達障害のある人は、

・力の入れ具合がわからず、機器や道具を壊す

・与えられた作業をどこまでやればいいのか加減がわからない

などの傾向を示す場合があります。

たとえば、レンチやスパナでネジを締める場合、もう十分にきつく締めたという感覚がわからず、締めすぎてネジの頭を切ってしまったり、逆に締めが不十分だったりします。その一方で、力を入れすぎて機器や道具を壊してしまう場合もあります。

このようなケースでは、たとえば、たんに「締める」ではなく、「左に五回、回す」とか「一〇回、回す」などレンチやスパナの使い方を具体的な言葉に置き換え、締めるとはどういうことか、本人がわかるように指示をするのがいいと思います。

また、発達障害のある人は、「ちょっと水を持ってきて」といった曖昧な表現を苦手と

する人も少なくありません。

ある患者さんは、作業で使った機器をどうすればいいか上司に聞いたら、「今日はもう使わないから、その辺に放っておいていいから」と言われ、ほんとうにその辺に放り投げて壊してしまいました。

ですから、たとえば、水を持ってきてほしい場合なら、コップに半分とか、バケツに半分などやるべきことを具体的に指示するようにしましょう。同じ作業が頻繁にあるなら、あらかじめ必要な水の分量がわかるように、コップやバケツに線をつけておいて、「水」と言われたら、そこまで入れればいいようにしておくといいでしょう。

コミュニケーションに問題がある場合

(7) 曖昧な表現は避け、具体的に伝える

前項とも関連しますが、発達障害のある人は、

・抽象的な表現がわからない

・言葉を字義通りにしか解釈できない
・わからなくても「はい」と言ってしまう
などの傾向を持つ場合があります。

たとえば、上司から、「午後二時から会議なんだ。昨日頼んだ資料、それまでにできると助かるんだけど」と言われた場合、普通であれば、「会議に間に合うように資料を仕上げろ」ということだとわかります。

しかし、発達障害の場合、それでは伝わらない人がいます。「それまでにできると助かる」というのは、「それまでにやりなさい」とイコールではなく、人によっては「できればいいけど、できなくてもかまわない」と受け取る可能性があるからです。

ですから、このような場合は、「午後二時からの会議に必要なので、午後一時半までに仕上げて私に提出するように」と具体的にはっきり伝えることです。

同様に、「あれ」「これ」「それ」などの指示語は、必ずそれがさすものに具体的に置き換えて話すようにしましょう。

たとえば、「あれ持ってきて、そこへ置いておいて」の「あれ」が企画書のコピーで、

「そこ」が話者本人の机であれば、「企画書のコピーを持ってきて私の机に置いておいて」と「あれ」「そこ」を具体的に言うようにします。

「なるべく早く」「適当にやっておいて」なども厳禁です。いつまでにやればいいのか、合格ラインはどこか、具体的にすべきです。必要であれば、見本やサンプルなどを提示し、ここまでやればいいんだな、とわかるようにしましょう。

また、発達障害では、言葉を字義通りに受け取る人がいます。

たとえば、ある患者さんは、会議のあとに湯飲み茶碗を洗うよう上司から指示されました。給湯室には洗っていないコーヒーカップがいくつか置いてありました。普通であれば、ついでなので湯飲み茶碗と一緒に洗うところでしょうが、その患者さんはコーヒーカップはそのままにして湯飲み茶碗だけ洗いました。言われたことを字義通りにしか解釈できなかったわけです。

こうしたことを避けるには、ある程度、事態を想定して、たとえば、こんなふうに言うといいと思います。

「湯飲み茶碗を洗っておいてください。もしほかに洗い物があったら、悪いけれど、それも一緒に洗っておいてください。お願いします」

字義通りに言葉を受け取る傾向のある人に比喩《ひゆ》や冗談は禁物です。たとえば、同僚がとても忙しくて「もう死にそうだ」などと言うと真顔で心配してしまいます。同僚が席を外すとき、少しの間の意味で「一分で戻るから」と言えば、ほんとうに一分で戻ると思い、それを過ぎても戻らないと、「どうしたんだろう?」と思ったりします。

このような場合であれば、「とても疲れた」「一〇分くらい席を外します」など、なるべく簡単な言葉や直截《ちょくせつ》的な表現をするようにしましょう。

また、発達障害ではよくわからなくても「はい」と言ってしまう人がいますから、指示を出すときは、必ずメモを取るように指導し、復唱させるなどの確認をしましょう。特に時間や数字などは間違えやすいので、注意が必要です。

「できません」と言えずに、「はい」と言ってしまい、結局、できずに顰蹙を買う人もいます。「できないときは断ってもかまわない」ということをはっきり伝えるようにしましょう。

(8) マナーや慣習は可能なかぎり明文化する

発達障害の人には、

・同僚が忙しそうにしていても手伝おうとしない
・空気が読めず、場にそぐわない言動をとる
・暗黙のルールがわからない

など社会常識に欠けていたり、職場の慣習などが理解できない場合があります。彼らはルールやマナーを守らないのではなく、ルールやマナーがわからなかったり、わかっていてもうまく守ることができないのです。

こうしたケースでは、たとえば、

①朝出社したら作業着に着替え、九時の朝礼に参加する
②休憩室では最後に出る人が部屋の灯りとテレビのスイッチを切る
③自分の手があいているとき、同僚が忙しそうにしていたら、何か手伝えることはありますか、と一声かける

など、具体的に状況や場面をあげて、「いつ」「どこで」「何を」「誰に」「どうすればい

いのか」、指針となる行動基準をわかりやすい文章で明文化し、「手引書」にするといいと思います。

その際、特に大事になるのは、「どうすればいいのか」です。

たとえば、誰かが忙しそうにしているとき、「何か手伝えることはありますか」と言えたとしても、それがいかにも嫌そうで、「手引書にあるからそう言ってるだけ」と相手にわかってしまうような言い方、表情、態度であれば、意味はありません。彼らは自分の言動が相手にどんな印象を与えるかイメージできない場合が少なくないのです。

そこで、職場のマナーや慣習で気になる言動があったときは、「いまのような場面では、こういう言い方、表情、態度をする方がいい」と具体的にアドバイスし、本人が修正できるようにするといいでしょう。

(9) 指導や注意はできるだけ穏《おだ》やかに行なう

発達障害では不安感の強い人が多いですから、指導や注意の場面では、しばしば、

・大きな声を出されると脅《おび》えてしまう

・注意されると嫌われていると思い込む
・注意されると不信感や抵抗感を抱いてしまう
などの反応を見せることがあります。

ですから、大声で話したり、怒鳴ったりといった感情をむき出しにした指導や注意は厳禁です。自尊感情を低下させて、かえって萎縮したり、反発したりして、ミスが増えるだけです。相手が落ち着いて聞けるように、できるだけ穏やかに話すようにしましょう。

なかには「～しなさい」「～してはダメです」などの命令形に過敏に反応し、怒られていると感じてしまう人もいます。この場合は「～しよう」「～してみたらどう？」などと肯定的な言い方に置き換えるようにすると、理解と受容がしやすくなります。

指導や注意の基本は、

「ここはよかった。よくできている。でも、この部分はこうしよう。そうすればもっとよくなる」

と、よかった点をきちんとほめたうえで課題を具体的に指摘することです。

職場環境に問題がある場合

(10) パニックになったら一人になれる静かな場所へ移す

発達障害のある人は、

・上司に叱られたりするとパニックを起こすことがある
・予定が急に変わったりするとパニックになることがある

などの傾向があります。なかには大声を出したり、固まってしまって動けなくなる人もいます。

こんなとき個室の作業スペースなど一人になれる時間と場所が確保されていれば、クールダウンがしやすいのですが、残念ながら日本の職場環境では難しいのが実情です。

では、職場で突然、発達障害のある人がパニックを起こしたら、周囲の人はどうすればいいのでしょうか？

そのときは、会議室でも応接室でも医務室でも仮眠室でもどこでもいいですから、とにかく一人で静かになれる場所へ連れていって、気持ちを落ち着かせることです。

どうしてパニックが起きてしまったのか、その原因は本人が落ち着いてから、ゆっくり確認します。上司の指導や注意の仕方に問題がある場合は、穏やかに話すようにすべきですし、急な予定変更が原因であれば、そのような急な変更は避け、どうしても回避できないときは、その理由と変更した作業内容を丁寧に説明することです。

業務内容が変わるような場合も、必ず事前に伝えて、心の準備ができるようにしましょう。

また、地震や洪水、火災などの災害発生時には、避難所への退避を余儀なくされる場合があります。変化を嫌い、とっさに人と気持ちを交わすのが苦手な発達障害者にとって、これは災害による心身の被害をより大きく、過酷なものにします。

そこで、こうしたケースでは、可能なかぎり、

・行動してほしいことは具体的に指示する
・スケジュールや場所の変更などはあらかじめ具体的に伝える
・ダンボールで間仕切りするなど環境調整を心がける（※次項参照）

などの配慮が望まれます。なお災害時の発達障害児・者支援については、発達障害情報

センターのホームページ（http://www.rehab.go.jp/ddis/）に詳しい情報が掲載されています。ここで紹介されている社団法人日本自閉症協会の「自閉症の人のための防災ハンドブック」（支援者向けと本人・家族向け）はとても役に立ちます。日頃から災害へ備える意味で、ぜひご覧になることをお勧めします。

(11) 周囲の刺激に過敏な場合はその刺激を減らすことを考える

発達障害の人のなかには、周囲の刺激を遮断する力が弱かったり感覚過敏があるため、

・周囲の人の動きなどが気になって仕事に集中できない
・普通であれば気にならない音や光、臭いなどに過剰に反応してしまう

などの傾向を示す場合があります。こうした刺激を遮断できないまま仕事に集中せざるを得ないのは、彼らにとって大変な困難と苦痛をともないます。

そこでこのような場合は、職場の環境に応じて、音や光、臭い、動きなどの刺激を減らすための工夫が必要です。

もし可能であれば、静かな個室を用意する、パーテーションや観葉植物などで仕切る、

影響の少ない場所へ席を移動する、など物理的な環境調整をするのが理想です。

ただし、日本の職場でこれをやるのはなかなか難しいでしょう。

となると、前にも述べたように、刺激を緩和するツールの利用を認めるのが最も現実的な対応と思われます。

一般的には、

・聴覚過敏／耳栓やイヤホンタイプのノイズキャンセリングヘッドホン
・嗅覚過敏／マスク
・視覚過敏／メガネのレンズに色を入れる

などの対策が有効とされています。

パソコン画面の刺激が強すぎて画面をゆっくり見られない場合は、画面のコントラストを調整して刺激を減らせるソフトウェアもあります。

なお、感覚過敏のため、急にからだを触られたり、後ろから声をかけられたりすると、ひどく嫌がったり、恐怖を感じたりする人もいます。そうした反応を示す場合には、直接的な接触は避け、話があるときは前方から声をかけるようにしましょう。

上司や取引先の人が発達障害と思われる場合はどうすればいいか

発達障害の負の側面が強く出ていると思われる上司についたり、取引先の担当者がそうと思われるような場合は、何かと気苦労が絶えないことが多くなります。

この場合はどう対応すればいいのでしょうか？

障害のタイプや得手不得手などによって当然、対応は異なりますが、ここではよくある三つのケースで考えてみます。

①言うことがコロコロ変わるタイプ

しばしば思いつきで物を言い、しかも言ったこと、聞いたことを覚えていない。ああしろ、こうしろと指示したり、「おお、それいいじゃないか！」と承認しておきながら、上役などが別のことを言うとコロリと態度を豹変《ひょうへん》させ、ミスや失敗が起きれば、「オレは知らない、聞いてない」と言ってすべての責任を部下や力関係の弱い取引先などに負わせる――。言ってみれば、そんなタイプです。

不幸にもこのタイプの上司や担当者についてしまったら、とにかく指示されたことや決定したことや合意したことなどを必ず文書にして残すことです。必要であれば、関係部署などに文書をまわし、公《おおやけ》にことを進めるといいと思います。指示や承認などがメールで行なわれた場合は、それも必ず保存しておく。

あとで「知らない！」と言われないように、そうやって証拠を残しておきましょう。報告なども口頭だけですませず、常に文書にすること。また、一度言っただけでは忘れてしまう可能性があるので、必ず何度か確認した方がいいと思います。

②すぐにキレるタイプ

この手の上司や担当者にまともにぶつかってもろくなことはありません。かえってひどいいじめを受けたり、「もう我慢できない！」と逆ギレに追い込まれ、結局、自分が詰《つ》め腹《ばら》を切らされることにもなりかねない。

だから、このタイプに対しては、キレて暴言をどれだけ吐こうが、「ああ、また始まった」と思って、右から左へ聞き流すことです。「お言葉ですが」などと反論でもしようものなら、怒りの炎に油を注ぐだけです。それより、うつむいて神妙なふりをしながら、腹のなかでは、「今日のお昼は何食べようか」とでも考え、嵐が去るのを待てばいい。そのうち怒りはおさまります。

③異常に細かいタイプ

箸《はし》の上げ下げにまで口出しするようなタイプで、異常に細かいところまで指示を出したり、報告を要求したりします。非常に不安が強く、九〇％の成功確率があっても一〇％の不確定要素があれば、ゴーサインが出せないタイプと言ってもいいかもしれません。

いずれにしろ要求されるすべての業務をこなしていたら、いくら時間があっても足りません。ここまでやれば大丈夫という上司や担当者の合格ラインの傾向をつかんで、優先順位をつけ、やらなくてもいいもの、できればいいが、できなくても仕方のないものは、後回しにするのが現実的な対応だと思います。

職場における発達障害の確認は慎重に

発達障害のある人は、職場の人たちにその特性を理解され、適切なサポートを受けることによって、苦手な面をカバーし、長所を活かすことができます。障害を伏せ、「私はこういうところが苦手なので」ということで得られる支援には自《おの》ずと限界があります。

ただし、発達障害に限らず、障害のある人にとってその事実は極めてデリケートな問題ですから、本人が自らの意志で明らかにしないかぎり、会社側から「あなたは発達障害ではないか」などといきなり訊《たず》ねたり、開示を求めるようなことがあってはなりません。まして や、安易な決めつけやレッテル貼りなど絶対にあってはならないことです。

では、どうすればいいか？

まずは、

「仕事をするうえで何か困っていることはない？」

「職場の人間関係などで悩んでいることはない？」

と発達障害についての本人の自覚を確かめてみることです。そのうえでやはり本人も悩み、ひどく生きづらさを感じているようなら、

「一度、会社の産業医や産業看護職（保健師・看護師）にでも相談してみたら？」

とアドバイスすることから始めてみてはどうでしょう。そこで発達障害の疑いがあると

わかれば、産業医や産業看護職（保健師・看護師）から専門医への受診を勧めてもらう。これが一般的な手順です。

もちろん専門医を受診するかどうかは本人の自由ですし、たとえＡＳやＡＤＨＤなどの発達障害の診断が出たとしても、それをオープンにするかどうかはあくまで本人の意思であり、診断結果が就労上、不利益になるようなことがあってはなりません。

なお、関連情報として「プライバシーに配慮した障害者の把握・確認ガイドライン」が厚労省のホームページ（http://www.mhlw.go.jp/bunya/koyou/shougaisha02/）に掲載されています。参考にしてください。

第4章

他人とは違うからこそできること

——発達障害に向く仕事、向かない仕事

「大人の発達障害」のなかの格差

発達障害のある人は、社会性やコミュニケーション能力などに問題を抱えるケースが多く、しばしば職場でさまざまな困難に直面します。

マナーや常識に欠けたり、人付き合いが苦手など、社会へ出るまではさほど問題にならなかった発達障害に特有の言動が、働きだしたとたん、周囲との軋轢《あつれき》やトラブルの原因となり、仕事がうまくいかなかったり、職場で孤立するケースが増えるのです。この傾向は、学校の成績のよさなどに隠れて、その独特の言動が見過ごされてきた人ほど顕著です。

もちろん、発達障害のある人の誰もがみんな社会への不適応を起こすわけではありません。障害の程度の問題もあるし、なかには高度な知識や才能を活かして社会で活躍し、高収入を得ている人もいます。

その一方で、働く意欲がなく、学校にも通わず、仕事に就くための専門的な訓練も受けていない「ニート」（NEET = Not in Education, Employment or Training：若年無業者）やひきこもりになってしまう人もいます。

内閣府の「若者の意識に関する調査（ひきこもりに関する実態調査）」（二〇一〇年七月）では、ひきこもりを約七〇万人と推計しています。ひきこもっていない人も含むニートは、少なくとも一〇〇万人前後はいるとみられています。

同調査によれば、ひきこもりになった年齢は、一〇代が全体の三分の一（「一四歳以下」八・五％、「一五〜一九歳」二五・四％）で、残りの三分の二は二〇代、三〇代です（「二〇〜二四歳」二一・〇％、「二五〜二九歳」一六・九％、「三〇〜三四歳」一八・六％、「三五〜三九歳」五・一％）。

ひきこもりの原因は、「職場になじめなかった」と「病気」がそれぞれ二三・七％でトップ。以下、「就職活動がうまくいかなかった」二〇・三％、「人間関係がうまくいかなかった」一一・九％、「小学校・中学校・高校時代の不登校」一一・九％と続きます。

ひきこもりの年齢と理由からは、高校、大学を卒業し、社会に出るとき、あるいは出てから、就職や仕事でつまずいてしまい、ひきこもりになった人が多いことがわかります。

同じように発達障害を抱えながら、社会的に成功する人がいる一方で、このように社会不適応の極端な例であるニートやひきこもりになってしまう人もいます。

大人の発達障害者は、社会への適応レベルや職業、年収などがさまざまで、人生の境遇、満足度に大きな差があります。

この差は、いったい何に起因するのでしょうか？

発達障害の人はなぜニートやひきこもりになりやすいのか

これは、一つには彼らが抱える発達障害の程度や合併症の有無、程度にもよりますが、決定的に大きいのは、本人と家族が、

①発達障害に気づき、受け入れ、認めているかどうか
②最低限の社会性を身につけているかどうか
③自分の特性を活かせる適職に就いているかどうか
④家族や周囲の理解と支えがあるかどうか

という点です。ニートやひきこもりになる発達障害者では、これらにほとんど「×」がつきます。発達障害に気づかないまま大人になってしまったため、社会性が身についておらず、自分の特性を活かせる適職にも就いていない。家族や周囲の支えも十分でない。ほ

とんどがそういうケースです。

このため次のような問題を抱えた大人になりやすいのです。

①失敗体験、挫折体験が多く、他者からの評価が低い。このため自己イメージやセルフエスティーム（Self-Esteem：自尊感情）が貧困になりやすい。

②社会性、対人スキルが未熟なため、多人数で構成される組織のなかで複雑な人間関係、上下関係に細やかに心を配《くば》って適切に振舞うことができない。

③睡眠、食事、遊び時間などのライフスタイルが乱れていることが多く、通常の職場や学校に毎日通うための規則正しい生活を維持できない。また金銭、書類、身のまわりのものなどを計画的に処理し、管理することができない。

④長期間の人生目標や職業選択などに関して自己同一性（セルフアイデンティティ）をもって考え、それに向かって長期間勤勉に努力することが不得手である。

⑤学習障害や認知障害がある場合は、たとえば、英語、数学、国語などの基礎的能力を必要とする職種に就いてもなかなかうまく仕事ができない。

⑥感情や情動のセルフコントロールが未熟であるため、些細なことで気分が不安定になり、落ち込んだり不機嫌になったりする。しばしばイライラして暴力をふるう。

⑦衝動性や欲望のセルフコントロールが難しく、ゲームやインターネット、アルコール、薬物などの依存症や嗜癖《しへき》行動に陥《おちい》りやすい。昼夜逆転のゲーム、ネット依存は特に多い。

このような問題を抱えていては、社会へ適応するのは簡単なことではなく、就職活動がうまくいかなかったり、たとえ職を得たとしても働きつづけるのが難しくなるのは容易に想像がつきます。彼らはとかく「怠け者」と思われがちですが、実際は発達障害に起因するこうしたやっかいな問題を抱えているがゆえに、働きたくても働けないのです。

ニートやひきこもりの背景に発達障害があることは、最近さまざまな報告がなされています。たとえば、厚労省がニート対策として全国に設置した地域若者サポートステーション（サポステ）というのがありますが、三島《みしま》市のサポステが、二〇〇七～二〇〇九年度の登録者を調べたところ、約三割に発達障害や知的障害、精神疾患での通入院歴があったことがわかりました。横浜市のサポステではその割合を約五割としています。

また厚労省の「ひきこもりの評価・支援に関するガイドライン」（二〇一〇年五月）では、**「ひきこもりの大半の事例には多彩な精神障害が関与しており、中でも発達障害の関与はけっして稀ではない」**として、精神保健福祉センターでのひきこもり相談来談者の調査を引いて、「全体の30％弱ほどに発達障害の診断がついた」としています。

私の外来にはＡＤＨＤやＡＳ（アスペルガー症候群）でニートやひきこもりになった人が現在百数十人来ています。二〇～四〇代が中心ですが、最近は五〇代の人もいます。事実上、ニート外来です。

外来で数多くのニートやひきこもりの人を診ている私の実感からすると、三割というのはかなり控《ひか》えめな数字で、実態的には八割くらいが発達障害ではないかと思います。

しかもその多くは、不安障害、対人恐怖症、社会不安症、強迫神経症、睡眠覚醒《かくせい》リズム障害、うつ病などを合併しています。

ここまで状況が悪くなると、社会復帰は簡単ではありません。

ADHD児の初診年齢と受診理由

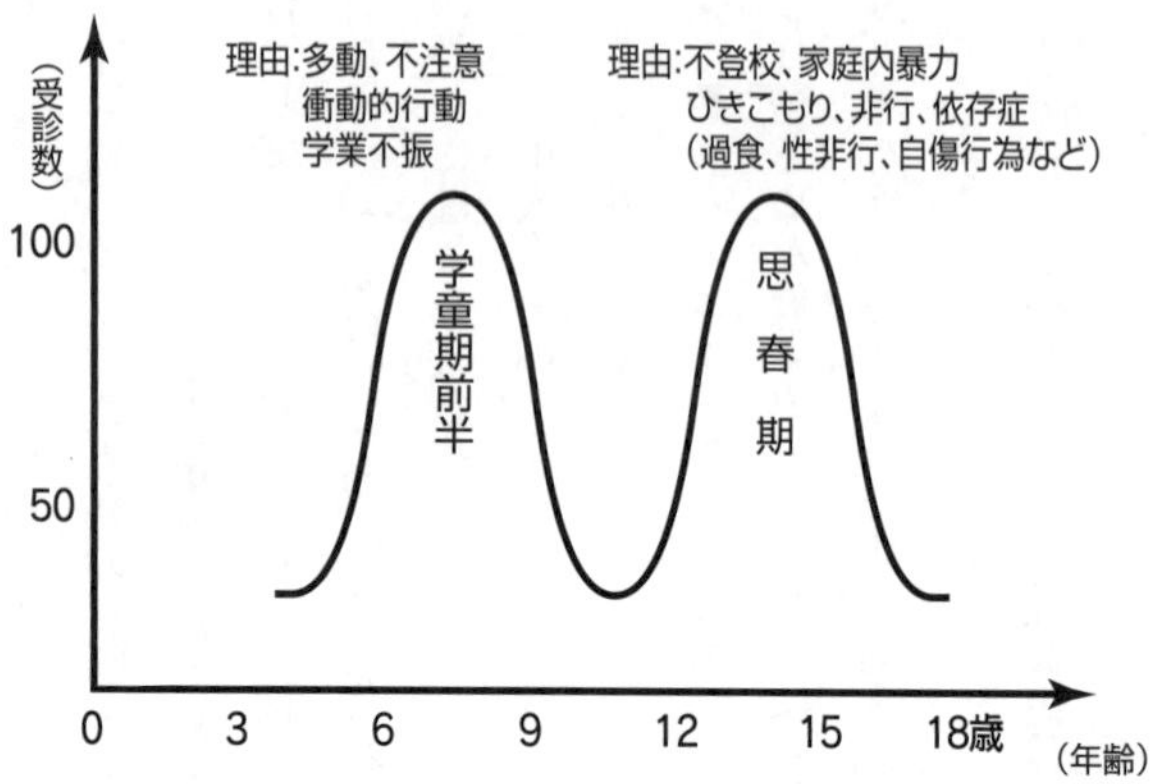

普通学級で過ごしてしまうことの弊害

ニートやひきこもりを避けるには、一にも二にも発達障害に早く気づくことです。

たとえば、ＡＤＨＤの場合、初診年齢は学童期前半と思春期の二つの時期に集中します（上図）。学童期前半では、多動、不注意、衝動的行動、学業不振、思春期では不登校、家庭内暴力、ひきこもり、非行、過食、性非行、自傷行為などの二次障害をきっかけに受診するのが一般的です。

学童期に気づいて受診すれば、薬物療法やカウンセリングのほか、社会性を身につけるためのＳＳＴ（ソーシャル・スキル・トレーニング：生活技能訓練）、親の指導などを行なうことで問題の多くは改善します。学童期に気づかず、初診が思春期にずれ込んだ場合は、学童期に比べて対応はかなり難しくなりますが、それでも発達障害とわかれば、特性を活かすための進路や職業選択の可能性が開けます。

大人になって問題になる発達障害は、学童期、思春期にさまざまな問題が露呈《ろてい》したにもかかわらず、発達障害と気づかず（あるいは強く疑われていても）放置されたか、特段の問題がなくそれらの時期を運よく過ごせてしまったケースです。

その理由としては、

①成績がよかった
②趣味や部活など打ち込めるものがあった
③発達のアンバランスの程度が軽かった
④家庭環境に恵まれていた

などが考えられます。成績がよければ、多少変わった言動があっても、誰もことさら問題にはしません。相当の問題行動があったとしても、クラスや学年で上位の成績だったりすれば、親はしばしば目をつぶってしまうものです。

また趣味や部活のように打ち込めるものがあれば、それ自体が張り合いになるし、友人の一人くらいはできるでしょうから、それなりに学校生活に適応できる可能性が大きくなります。障害の程度が軽ければ、特に問題なく学生時代を過ごせても不思議ではありません。家庭に恵まれていれば、非行などの二次障害が発生するリスクも低くなります。

こうしたことが重なると、受診の機会がないまま、発達障害と気づかず大人になってしまうのです。しかもその場合は、小、中、高校とずっと普通学級です。

特別支援教育では、社会性を身につけたり、特性を活かした適職に就くための、

①SST（ソーシャル・スキル・トレーニング）
②ライフスキル（睡眠、食事など）の訓練
③職業指導・訓練

などが受けられますが、普通学級ではそうした支援は無理です。

こうなると学生時代は何とか過ごせても、社会へ出ると適応できない。働くようになると、求められる社会性やコミュニケーション能力のレベルが学生時代とは比べ物にならないほど上がるからです。その結果、職場に適応できず辞めて転職を繰り返したり、なかなかに

はニートやひきこもりになってしまうケースも出てくるのです。

かつてはひきこもりの状態になるまである程度の時間がかかりましたが、最近では、たった一度の失敗や挫折をきっかけにひきこもりになってしまう人が増えているようです。

彼らは例外なくネットやゲームへの依存傾向があります。その代わり最近の二〇代はあまり酒を飲まないので、アルコールへの依存傾向は減っています。

いずれにしろニートやひきこもりを避けるには、親も本人も発達障害にできるだけ早く気づくことです。「もしかしたら……」と思いながら、認めず、先送りしてもいいことはありません。うつ病や依存症などの二次障害で苦しんだり、ニートやひきこもりになって社会から落伍《らくご》するリスクを大きくするだけです。

しかし現実には、そこまで至らないとなかなか気づかない。特に親御さんは、子どもがそうなって初めて、「息子はもう二〇歳なのに一日中家にこもってネットやゲームばかりやっている。私はもう六〇歳で、あとどれだけ働けるか。このままいったら息子はどうなるんだろう……」と事態の深刻さに気づくケースが多いのです。

結局、そうした底つき体験、崖っぷち体験をしないと、なかなか親御さんは「専門医に診てもらった方がいいんじゃないか」とは考えないのです。

ニートやひきこもりになる人には、たいてい子どもの頃に発達障害の既往があります。それに親御さんが気づいてやれなかった。残念なことです。

しばらく前に親が八〇代で亡くなった後、五〇代のニートの息子が自殺するという事件がありました。親の高齢化とともに今後こういうケースが増えるのではないかと危惧《きぐ》しています。

学力より社会性の方がはるかに大事

東京・中野《なかの》に発達障害のある子どもを対象にした翔和《しょうわ》学園というサポート校があります。この学校では「社会性をともなわない学力は害の方が大きい」と考え、社会性を身につけ、集団生活が送れるようにすることを一番の教育目標に掲げています（「発達障害のある学生支援ケースブック」二〇〇七年）。

いくら高い学力があっても社会性がなければ、社会へ出て一人で生きていくのは容易なことではありません。サポート校として知られる星槎《せいさ》国際高校などを見ても、ＩＱが一二

○～一五○もあるのに社会性は一○歳くらいしかない生徒が少なくない。私の外来にも京大、名古屋大など高学歴のADHD、ASの人がいますが、他人と話ができないなど著《いちじる》しく社会性に欠けています。学力より社会性が大事というのはまったくその通りなのです。

にもかかわらず、本人も親も「いい大学を卒業すれば、いい会社に就職できる」とか、「漢検や英検で二級以上取れれば、就職は大丈夫」などと思ってしまう。成績のいい、IQの高い生徒ほど本人も親もその傾向が顕著です。「自分（うちの子）は頭がいいから、いい大学を出て、いい会社に就職するのが当たり前」と考えてしまうのです。

でも、社会性が一○歳程度しかなかったら、たとえ難関国立大を卒業しても社会に適応するのは難しいのです。それは私の外来に来ている高学歴者が雄弁に語っていることです。

いわき市の松村総合病院の本田《ほんだ》教一《きょういち》医師によれば、自閉症児が就労できるかどうかに知能や最終学歴は関係なく、関係する一番の要素は社会性、対人スキルであるといいます。もう一つ大事なことは、親の要求水準であり、子どもの障害を受容できず、高いレベルを求めると、子どもはかえって自立できなくなるというのです(「第51回日本児童青年精神医学会総会抄録集」)。

親はとかく、「うちの子どもは頭がいい。このままいけば東大にも受かるかもしれない」などと学力のことばかり考えてしまいます。しかし、そのために発達障害が見過ごされてしまえば、たとえ東大に受かっても、社会へ出てから必ず苦労します。

私の外来患者に非常にＩＱの高いＡＳの高校生がいます。大変な科学好きなのですが、現実を検討する力に問題があり、「科学者になってタイムマシンを創る」など壮大な夢をよく語ります。進学校で成績もよいので、それこそ東大にも合格するかもしれない。親もそれを期待しています。しかし、彼の学力を活かし、その壮大な夢に向かって邁進《まいしん》できるようにするためには、いまのままでは厳しい。社会性に著しく欠けるからです。

学力の高い発達障害者にとって科学者＝研究職は、後で述べるように適職の一つです。好きな科学分野で研究職をめざすのはある意味理想的でもあります。しかし、いくら学問ができても、またいくらわが道を行けばいい研究者の世界であっても、最低限の社会性がなければ、やはり成功するのは簡単ではないと思います。

大事なことは、一流大学を出ることではなく、

・きちんと挨拶ができる
・上司の言うことがきける
・仕事を頼まれたら気持ちよく引き受けられる
・同僚と協力して仕事ができる
・身だしなみに気が配れる
・一週間休まず、遅刻せず、きちんと働ける
・報告、連絡、相談ができる

など社会人としての当たり前の常識であり、それを社会へ出る前に身につけることなのです。それに気づかず、大学さえ出ていれば、何とかなると思ってしまうと、専門医を受診することもない。こうなると、社会でやっていけない習慣、生活スタイルが染みついてしまいます。それでは働き出してから社会適応に大変な苦労を強いられるのです。

ですから、「大学さえ出ていれば」という親御さんには、社会性の大切さに気づいてもらうため、よくこんな問いかけをします。

「大学を出て二次方程式や微分積分の計算をしたことがありますか？」

「卒業した次の日から大事になるのは何ですか？」

人間関係、社会性、対人スキル——。

学力より大事なものを忘れてはいけません。

社会性をのばす二つの方法

発達障害の子どもが社会性を身につけるには、子どもの障害に親が気づいて、ライフスキルが身につくように導いてやる必要があります。

そのために一番いいのは「部活」と「アルバイト」です。

部活は、野球やサッカーなどチームプレーの運動部がベストです。チームプレーが苦手な場合は、陸上、柔道、剣道、水泳などのように個人でもできる競技がいいでしょう。そうすれば、最低限の集団性や協調性は身につくはずです。

最近は、社会性のなさに加えて体力の低下も目立ちます。体力不足は集中力や持続力に影響し、心身の疲労を重くして不登校などの遠因にもなります。

ですから、体力不足を補う意味でも運動部はいいと思います。中学や高校に入ったら、「野球をやってみたら」「サッカーをやってみたら」と勧めてください。そうやって子どもが社会性を身につけられるように親が導いてやる。

そうでないと発達障害の子どもは、たいていパソコン部や科学部や生物部などに入ってしまいます。何も言わずにいたら、まず間違いなく運動部は敬遠します。

それでは社会性は身につきません。

部活とともにお勧めなのはアルバイトです。発達障害のある学生は、社会へ出る前にぜひアルバイトをやることとです。バイト先としては、小さなパン屋さんのような少人数の職場が理想です。責任者が怒らない優しい人で、よくほめてくれるならベストです。

発達障害のある人は社会自立への強い不安があります。このため「絶対に失敗しない、叱られない、笑われない、認められる」、そう思えないとなかなか一歩を踏み出せない傾向があります。ですから、最初の仕事、職場で失敗すると二度と働けなくなることが少なくありません。初回体験がすべてというケースが多いのです。

できれば、「少人数の職場で、怒らず、優しく、よくほめてくれる責任者」という条件は、そのためです。親御さんが友人知人のつてで紹介してもらうなどして、何とかそういう職場で子どもが働けるように力になってあげることができれば、スタッフやお客さんとの関係などをストレスの少ない形で学ぶことができると思います。

また、卒業して行き場がないからと家でゴロゴロしているのを「仕事がないんだから一、二年は仕方がない」などと認めてしまう親御さんがいますが、それをやったら必ずひきこもりになります。家にいるのは絶対にダメです。

江戸時代から「仕事が薬、暇は毒」と言います。アルバイトでかまいません。収入は月二万円でも三万円でもいいのです。安くてもいいから外で働くことを習慣にすべきです。働くことで規則正しい生活リズムが得られるし、体力もつく。職場にはスタッフがいますから、人間関係、社会性のトレーニングにもなります。家にいたのでは何も身につきません。

また働くことでお金のありがたみを知るという効果もあります。家にひきこもっている人は、親のスネをかじるだけですから、それこそお金は天から降ってくるものだと思っています。これを許したら、子どもはどんどんダメになります。働けば、たとえ一万円でも稼ぐのは大変なことだということがわかります。

三〇代、四〇代のニートやひきこもりを抱える親御さんに、私はよくこう言います。「うちにはもうお金がないと言って、わざと空っぽの財布を見せましょう。そして次の日からご飯のおかずを減らす。お金がないことをそうやって目に見える形でわからせるんです。そうすると危機感を覚えて、少しは働かないとまずいなと思うようになります」

ただし、一つ注意が必要なのは、言い方、接し方に気をつけることです。感情表現の仕方（Expressed Emotion：感情表出）があまりにも批判的だったりすると、子どもの発達障害を悪化させたり、二次障害を再発させやすいからです。

注意したい感情表出としては、次のようなものがあります。

①本人に文句、不満を言う。「何もしないでブラブラしている」「いい年をしてだらしない、みっともない」など。

②本人に敵意を向ける。「いっそいない方がいい」「お前のせいで人生は台無しだ」など。

③過保護、過干渉。「この子は私が守ってあげないといけない」など。

これらが過ぎると、ニートやひきこもりをさらに重くするなど就労の機会をいっそう奪うことにもなりかねません。注意しましょう。

一人暮らしは避ける

発達障害のある人が、進学や就職を考えるとき、できるだけ避けた方がいい、ということが一つあります。それは、一人暮らしです。

ＡＤＨＤやＡＳの人の多くは、親元を離れて一人暮らしを始めると、身のまわりのことができませんから、ほぼ例外なく生活が破綻します。このため私の患者さんには、進学や就職で家を離れるというのは原則禁止にしています。そして、自宅から通える専門学校や大学、職場にしなさいと言っています。

とはいえ、どうしても東京の大学や企業に就職したいという人もいますから、その場合は、「炊事、洗濯、掃除などの家事や、時間やお金や書類の管理などがすべて自分一人でやれるなら一人暮らしをしてもいいでしょう」と条件を出して、高校一、二年の頃から準備をさせるようにしています。これをすると、だいぶライフスキルがつきます。

それが難しいなら食事などの世話をしてくれる寮のある大学や企業を選ぶか、親戚や兄弟の住まいに同居するしかありません。準備もなく一人暮らしをすれば、多くの場合、失敗します。

ＡＤＨＤ、ＡＳの人に必要なのは緩やかな管理です。あまり厳しく管理しすぎると反発したり、逃げてしまいます。かといってまったくの自由にしてしまうと糸の切れた凧《たこ》みたいに制御不能になってしまいます。

私の大学にも一人暮らしの学生が数多くいますが、とにかく遅刻やレポートの提出忘れなどが多い。夜中にネットに夢中になって朝起きられない、時間通りに授業に出られない、締め切りが守れない……。そんな学生が山ほどいます。

ですから、ほんとうは昔よくあった賄《まかな》いつきの下宿みたいな形態が一番いいのです。あれなら食事の世話だけでなく、下宿の奥さんが、「もう八時ですよ。大学（会社）へ行かなくていいの？」とか「洗濯物はあんまりためないでちゃんと洗濯しなさいよ！」などとたまには声をかけてくれます。

しかし、いまはそういう下宿はほとんどありません。

どうしても一人暮らしをしたいなら、事前の準備は必須です。

「やりたいこと」と「できること」のズレが悲劇を生む

社会に適応できていない人、ニートやひきこもりになっている人は、例外なく自分の特性を活かした適職に就いていません。そして、そのことに親も気づいていないことが多い。

たとえば、こんなケースがあります。

Kさん（三〇歳）は小さい頃からちょっと変わった言動がある一方で、とてもユニークな絵を描く子どもでした。それを見た父親は「この子は天才だ。有名画家になれる」と考え、絵の勉強をさせました。本人もすっかりその気になり、東京の美大に進学しました。ところが、一人暮らしを始めたとたん、身のまわりのことが何もできず、アパートはたちまちゴミ屋敷になってしまいました。見かねた母親が月に二度ほど上京して世話をしたので、かろうじて生活を維持し、何とか卒業もできましたが、画家としては一向に芽が出ず、生活は昼夜逆転でますます荒れるばかり。その後、「死にたい」と口走るなど様子もおかしくなったので、母親が無理やり連れ戻し、私の外来を受診させました。

KさんはADHD＋ASにうつ病を合併していました。いまKさんは、治療と並行しながら地域の自立支援施設へ通い、簡単な作業や会話などの当たり前のソーシャルスキルを訓練しています。三〇歳にしてやっと社会性を身につけるスタートを切ったわけです。

Kさんは言いました。「この年になってやっと自分の人生が間違っていたことに気づいた。でも、それに気づいてよかった」

Kさん自身が発達障害を受容し、新しい人生を意欲的に歩いていこうとしていることはとても素晴らしいことです。しかし、親御さんの誤った思い込みがなければ、Kさんの発達障害はおそらく二〇年以上前の学童期にはわかっていたと思います。

それを考えると残念でなりません。

一般に発達障害のある人は、興味や経験の幅が狭く、情報を総合的に判断して自分の考えをまとめることが苦手です。

このため現実的な職業意識やイメージが形成されにくく、

・給料
・通勤に使う鉄道やバスの路線
・制服、ユニフォーム

・社名
・資格
・ほめられた経験
・パソコン、アニメ、ＩＴなどの職種・業界のキーワード

など独特な理由やこだわりで職業を選択する傾向があります。Ｋさんの場合もまさにそうで、父親の「お前は天才だ！」の一言でその気になってしまったわけです。

発達障害のある人は、定型発達者と違い、現実検討力が弱く、自己認知に問題があるため、自分の能力、実力、適性などを客観的に見るのが得意ではありません。このため作文が上手ではないのに作家になりたいとか、数学が苦手なのにゲームクリエーターになりたいとか、歌が下手なのに歌手になりたいとか、現実離れした願望を抱きやすいのです。

こうしたケースでは、「歌手？　趣味でやるのはいいけれど、それで食べていくのは大変だと思うよ。どうしてもなりたいなら一度オーディションを受けてみたらどう？」とアドバイスすることにしています。落ちるとたいていい納得します。

いずれにしろ職業意識やイメージが十分に形成されないまま「あそこの制服はかっこい

いから」などという理由で仕事を選ぶとしたら、**職場で期待される能力と本人がやりたい仕事との間にズレが生じても何ら不思議ではありません**。働きはじめてから、**仕事がうまくできないとか、職場にどうも馴染めないといった問題の原因は、そもそもジョブマッチングが間違っていたのです**。

「他人を助ける職業」に発達障害が増えているのはなぜか

しばらく前に千葉大学看護学部のセミナーに出席し、講演をしました。そのとき医療現場の方から「最近、発達障害の学生が増えている。たとえばＡＤＨＤの学生は、実習が始まり、実際に患者さんと接するようになると、患者さんに暴言を吐いたり、不用意な一言を言ってしまう。先日も大怪我をして運ばれてきた患者さんの前で、〝うわぁ、ひどい傷！　キモイ！〟と言い放った学生がいた。困ってしまう」という話を聞きました。

そんな「困った学生たち」は、

・一度に二つの課題を与えると処理できない
・上司が指導すると逆ギレする

・患者さんに平気できついことを言う
・患者さんの話がちゃんと聞けない
・患者さんとコミュニケーションが取れない
・長い話が聞けない、覚えられない
・記録がとれない

などの傾向が強いといいます。

彼らはみんな人のためになりたいと思い、看護師をめざしているはずです。にもかかわらず、患者さんを傷つけるようなことを平気で言ってしまう。

これはどう考えればいいのでしょうか？

実は、教師、看護師、臨床心理士、ソーシャルワーカー、介護士……など対人援助職と呼ばれる職業には機能不全家族に育ち、トラウマを抱えた人（アダルトチルドレン＝ＡＣ）が少なからずいます。機能不全家族とは家庭内に虐待《ぎゃくたい》やネグレクトなどが存在する家庭をさし、その背景にはしばしば発達障害が隠れていることがあります。

彼らは自己イメージやセルフエスティーム（自尊感情）、自己肯定感が低く、自分が好きになれない。劣等感を持っている。その劣等感を何とかして解消したい。

それには、

「あなたのおかげで助かりました。ありがとう」

と感謝される対人援助職は最適なのです。「この仕事をしていてよかった」と心から思えるし、自分の存在を肯定的に考えられるようになる。自尊感情が満たされる。だから、看護師などの対人援助職にはＡＣの発達障害の人が少なくないのです。

ＡＣの発達障害には頑張り屋さんが多いですが、それは劣等感を埋め合わせるための一種のコンペンセーション（補償）です。他人から必要とされることを強く必要とし、望んでいるわけです。本人が気づいているかどうかはともかく、その意味では志望動機はわかりやすい。

問題は、彼らが対人援助職に就いたとき、患者さんに暴言を吐いてしまうなど発達障害の負の側面が出てしまう場合があることです（もちろん、誰もがそうだというわけではありません）。これは仕事の性質と本人の抱える特性を考えたとき、望ましい組み合わせとは言えません。

人のためになりたいのに人を傷つけてしまうとしたら、ジョブマッチングとしては明らかに不適と言わざるを得ない。患者さんにとってはいい迷惑ですし、本人にとってもこれほど不幸なことはありません。

看護師は退職、離職、転職の多い職業です。うつ病が多いし、酒、タバコ、ギャンブル、恋愛などの依存症も少なくありません。頑張り屋さんなので頑張りすぎてしまうとか、夜勤など勤務時間が不規則なこともありますが、ミスジョブマッチングから過大なストレスを抱え、そうした問題に至るケースも多いのではないかと思います。

適職に就くことがいかに大切か、おわかりいただけると思います。

適職を探すための三つのステップ

では、適職に就くためにはどうすればいいのでしょうか？

この点に関してデイル・S・ブラウンは、著書『さあ、どうやってお金を稼ごう？　準備編――LD、ADHDの人のための将来設計ガイド』（花風社）のなかで、

①興味の対象を知る

②得意なことを書き出す
③収入が得られるものを探す

以上、三つのステップで絞り込んでいけばいいとしています。

まず興味の対象を知るために世の中にある仕事を大雑把に「人に関わる仕事」「モノを扱う仕事」「情報を扱う仕事」などに分けてみます。そうやって世の中にはどんな仕事があるのか、自分はどんな分野のどんな仕事に興味があるのか、考えます。

ただし、興味のあることが自分のできることだとは限りません。ゲームが好きだからゲームクリエーターになりたいと思っても、数学や国語などが大の苦手であれば、論理的な思考が必須のそうした仕事に就くのは難しいでしょう。

そこで自分は何ができるのか、できそうなのか、その手がかりを見つけるために自分の得意なことを書き出してみます。自分の得意なことをやるのは、苦手なことを無理してやるより、一〇分の一、二〇分の一の努力ですみます。

文章を書くこと、絵を描くこと、手を動かして物を作ったり修理すること、コンピュータのプログラミングをすること、興味のあることなら何時間でも夢中になれること……。

どんな些細なことでもいいですから書き出してみましょう。

そうしたら、それを興味のある分野で活かすことを考えます。ポイントは収入が得られること。たとえば、いくら絵を描くのが得意でもプロの画家で食べていけるかと言ったら、先ほどのKさんの事例ではありませんが、それは簡単なことではありません。そこで得意な絵の才能を活かせる仕事はないかと考えます。するとイラストレーターとかデザイン関係の仕事などがあることがわかるはずです。

あるいは、「電車が大好き。運転手になりたい」と思っても、たとえばADHDなら、注意散漫で居眠りが多いし、衝動的でイライラもしやすい。これでは危なくてとても運転手は任せられません。多くの人命を危険にさらす恐れがあります。

この場合は、電車にかかわる仕事をもっと広い視点から考え、適職を探す方が現実的です。たとえば、整備関係なら体の動きも多く、居眠りもイライラも起きにくいし、対人スキルも他の職種ほど要求されません。異動も少ないはずです。

夢と現実のギャップを知り、適職を絞り込んでいく――。

そうやって、自分に合った、より現実的な仕事を探すようにするといいでしょう。

ただし、発達障害のある人は、前にも述べたように、興味や経験の幅が狭く、情報を総合的に判断して自分の考えをまとめるのが苦手です。

このため、これらの作業を行なうこと自体が、実際にはかなり難しいと思います。ですが、仕事のイメージをより広く、具体的に持つにはどうしても必要なことです。家族など身近な人の助けを借りてもいいので、ぜひやってみるといいと思います。

長所が活かせる職人的な仕事に就く

発達障害のある人には、親が自分で事業や商売などをやっている場合があります。本人の特性とそれらの家業がマッチする場合は、その仕事を継承するというのはいい選択だと思います。小売店などであれば、お客さんも本人のことをよく知っているでしょうから、人付き合いが苦手でも、それなりの配慮などを受けられる可能性も大きくなります。

何より小さい頃から親の仕事をそばで見て、よく知っているというのは大きい。

私が医師を志したのもまさにそうです。星野の家はもともと医師の家系でしたから、それがどういうものか、よくわかっていました。ですから、小さい頃から当たり前のように医師になるものだと思っていました。

私の患者さんの例で言えば、大工のような建築関係の職人さんとか、教師、警察官、調理師などの専門職、鮨《すし》屋、ラーメン屋、菓子屋、酒屋などの飲食小売関係など、両親、祖父母が広い意味で手に職を持っていて、それを継いでいるケースがかなりあります。

世の中には、客を客とも思わないような頑固オヤジの鮨屋やラーメン屋などがよくありますが、そういう店でも味がよければ、対人スキルなど気にしなくてもお客さんがついていることが多いものです。もしかしたら、そうした人気店の主《あるじ》は、何かしら発達障害を抱えているのではないかと思いますが、障害特性のコミュニケーション能力の不備などを補って余りある職人技を持ち、まさに腕一つで生きているいい例です。

ただし、世の中、不景気ですから、親の仕事を継ぎたくても難しい場合も多い。特に伝統的な職人の世界は、本来であれば、人付き合いが苦手な発達障害者にはとても向いていると思いますが、それで食べていくのはどんどん難しくなっているのが実情です。

その意味では、従来、発達障害のある人の受け皿になっていた職業が、仕事として成立しにくくなっていることも、職場で苦しむ人が増えたり、ニートやひきこもりを生み出す一つの原因になっているのではないでしょうか。

昔は、人付き合いなど苦手でも、たとえば、大工になって一人で黙々とカンナをかけるなど自分の長所を活かせる仕事がいくらでもありました。そして「あの人は無口だが、腕はいい」と個性を好意的に評価され、苦手なことより長所を見てもらえました。

ですから、いまほど生きづらさを感じずにすんだのです。

しかし、いまは社会に適応するために長所を活かすより苦手の克服を強いられる。社会の仕組みや産業構造の変化が、ジョブマッチングを難しくし、その結果生きづらさを生んでいる面もあるのです。

とはいえ、現実がそうであれば、対応せざるを得ません。

どうすればいいのでしょうか？

親の家業を継ぐような方法でなくても、職人的な仕事に就く方法はあります。

私の外来には中学生、高校生がかなりいますが、強く勧めるのは、工業高校や専門学校への進学です。これらの学校に行けば、自動車整備士、調理師、飛行機整備士、歯科技工士、放射線技師、動物のトリマーなど、電気系、建築系、工業系、機械系……さまざまな資格に挑戦できます。

そうやって専門的な資格を取り、職人的な技術屋さんをめざせばいいのです。すでに学校を卒業して社会へ出ていたとしても挑戦できる職人的な資格はあります。あきらめずにチャレンジするといいでしょう。

発達障害の人に向いている職業は何か

では、発達障害のある人は、具体的にはどんな仕事に向いているのでしょうか。

一般にＡＤＨＤに向いているのは、協調性や対人スキルがそれほど要求されず、また管理能力や、柔軟で臨機応変な対応能力もさほど必要とされない職業です。一言で言えば、彼らの興味や関心のある専門的技術職が一番の適職でしょう。

一般に次のような職業に就いているＡＤＨＤ者は、成功している人が多く、向いている仕事と言えると思います。

【ADHDに向いている仕事】

①専門的、マニアックな知識やひらめきが活かされる職業

研究者、学者など。中学、高校や塾、予備校などの理数系、美術・芸術・音楽系、歴史・社会などの教師にもADHDの人は多い。

②強い刺激と変化に満ちた職業

警察官、消防士、新聞・雑誌の記者、マスコミ関係、作家、ジャーナリスト、カメラマン、各種ディレクター、プロデューサーなど。

③視覚的な才能に長けている職業

カメラマン、イラストレーター、スタイリスト、漫画家、画家、建築業一般（建築・設計技師、大工など）、コンピュータ・プログラマー、CGアニメーター、広告関係全般、ファッション・グラフィックなどの各種デザイナーなど。

④人間よりもむしろ機械類や物を相手にした職業

調理師、調律師、自動車整備士、歯科技工士、電気技師、図書館司書、校正者など。

では、ASの人の場合はどうでしょう。

テンプル・グランディンとケイト・ダフィーは、『アスペルガー症候群・高機能自閉症の人のハローワーク』（明石書店）で、ASの脳は、①視覚思考型、②音楽・高等数学型、③言葉リスト・翻訳型の三つのタイプに分かれるとして、それぞれに合いそうな職業を次のようにあげています。

【ASに向いている仕事】

①視覚思考型の人に合いそうな職業

建築・工学製図技術者、写真家、動物の訓練士、グラフィック・アーティスト、貴金属・宝石細工工やその他の工芸家、ウェブデザイナー、ベテリナリー・テクニシャン（動物医療技術師）、自動車整備士、機械の保守管理技術者、コンピュータのトラブル処理担当者、演劇の照明監督、産業オートメーションのプログラマー、ランドスケープ・デザイナー（屋外空間をデザインする人）、生物学教師

②音楽・高等数学型の人に合いそうな職業

コンピュータ・プログラマー、エンジニア、物理学者、音楽家・作曲家、統計家、数学教師、化学者、エレクトロニクス技術者、音楽教師、科学研究者

③言葉リスト・翻訳型の人に合いそうな職業

ジャーナリスト、翻訳者、司書、証券アナリスト、コピー・エディター（記者が書いた文章をチェック・手直しする人）、会計士、予算アナリスト、簿記・記録管理担当者、特別支援教育の教師、図書の索引製作者、言語聴覚士、在庫管理のスペシャリスト

言うまでもありませんが、これらの職業がすべてのＡＤＨＤやＡＳの人にとって向いているわけではありません。障害の程度や得手不得手、備えている知識や経験、資格などによって、向いているかどうかは当然変わってきます。たとえば、手先が不器用など協調運動に問題がある場合は、いくら理系の難関大学に合格しても、実験、実習がうまくできないため、しばしば落ちこぼれてしまいます。こういう人は同じ理系でも、実験系ではなく、理論系の方が向いています。当然、適職もその延長で考えるべきです。

また、ここにあげた職業のなかには、適職の対象とするには現実的に考えた場合、難しいものも少なくないかもしれません。

あくまで傾向として参考にしていただければと思います。

発達障害のある人にとってより現実的な適職として『発達障害の人の就活ノート』（石井京子著、弘文堂）では、

①事務全般

データ入力、ファイリング、封入・封緘《ふうかん》、メール仕分け、シュレッダー、スキャナー

②製造・物流

ライン、在庫、清掃、物流、ピッキング

③フード

皿洗い、盛付け、清掃

などをあげています。

なおＡＤＨＤやＡＳの人にとって不向きな職業としては、

・高度な協調性や熟練した対人スキルが要求される営業関係や接客関係
・優れた管理能力が要求される人事、経理、総務関係
・仕事のミスが大事故に直結するような交通、運輸関係（列車の運転士、パイロット、航空管制官など）
・異なる複数の要求を同時にこなす必要がある飲食関係（コック、ウェイター、ウェイトレスなど）
・フライト変更など不測の事態への臨機応変な対応が求められる旅行関係（代理店など）
・日々相場がめまぐるしく変わる金融関係（株、為替、先物など）
・常に柔軟な対応が要求される各種の予約係や顧客窓口（コールセンター、カスタマーセンターなど）

などを指摘することができます。

障害者雇用制度を利用するには

発達障害がある人の就労問題を考えるとき、障害者雇用制度の理解は欠かせません。日

本では「障害者の雇用の促進等に関する法律」によって、一般の民間企業は一・八%、国および地方公共団体は二・一%の法定雇用率が定められており、雇用主はその割合で障害者を雇用することが義務づけられています。

法定雇用率の対象となる障害者は、二〇一〇年度現在、身体障害者手帳、療育手帳、精神障害者保健福祉手帳の所持者とされています。発達障害者は、精神科医の診断を受けているだけでは対象とならず、障害者雇用の枠で就職するには、療育手帳か精神障害者保健福祉手帳を取得する必要があります。

療育手帳の交付の基準は都道府県により異なりますが、通常、IQが高い場合は対象から外れます。その場合は精神障害者保健福祉手帳の取得をめざすことになりますが、こちらも都道府県により交付基準が異なり、やはりIQが高いと取得は簡単ではありません。

私の経験では、ADHDに重いうつ病を合併していたり、IQの高いAS、高機能自閉症でも社会性に著しい問題がある場合などは交付が認められることもあるようです。

ちなみに二〇〇五~二〇〇六年度の厚労省の調査（『発達障害者の就労相談ハンドブック』）によれば、一八九人の発達障害者のうち、療育手帳を取得している人は五一人（二七％）、精神障害者保健福祉手帳を取得している人は四一人（二一％）となっています。

手帳を取得して障害者雇用枠で就職するメリットとしては、

①会社から特別な配慮が得られたり、上司や同僚などからの理解も得やすい
②必要に応じてジョブコーチなどの支援者に職場に入ってもらうことができる
③税の控除や交通運賃の割引制度が利用できる

などを指摘することができます。

逆にデメリットとしては、

①障害への理解が足りない職場だと差別や偏見の目で見られることがある
②障害への配慮や理解が得られる半面、仕事が簡単すぎて物足りない
③通常雇用に比べて給与水準が低い

などがあります。

なお、手帳を取得すれば、障害者雇用枠の対象にはなりますが、それが採用を保障するものではないことは言うまでもありません。障害者の枠であっても、企業にとって戦力になると判断されなければ、希望はかないません。

手帳を取得して障害者雇用枠での就職をめざすかどうかは、こうしたメリット、デメリットをよく検討したうえで判断すべきでしょう。

第5章

発達障害の診断と治療法

――障害のメカニズムから心理療法、薬物治療まで

発達障害はなぜ起こるのか

第1章で、発達障害とは脳機能に偏りのある脳機能障害であると述べました。では、発達障害はなぜ起こるのでしょうか？

その原因はまだ特定されていませんが、有力とされているのは、遺伝、周産期（妊娠二二週から出生後七日未満）の異常、新生児期（生後四カ月まで）の感染症などです。

遺伝については発達障害の双生児研究があります。遺伝情報の異なる二卵性双生児と違い、一卵性双生児は基本的に同じ遺伝情報を持ちます。その一卵性双生児では二人が同じ発達障害になる確率が極めて高く、特に自閉症の場合は一致率が九〇％に達します。

また発達障害は、遺伝的、生物学的に重複する部分が多く、たとえば両親や兄弟にＡＤＨＤやＡＳ（アスペルガー症候群）の人がいる場合、別の兄弟なども高い確率でそうであることが指摘されており、遺伝的に重複していることが推測されています。遺伝の様式としては、単一の遺伝子ではなく、複数の遺伝子が関与する多因子遺伝子仮説が有力です。

近年、自閉症では、言語発達にかかわる遺伝子（ＳＨＡＮＫ３）や神経栄養因子の分泌《ぶんぴつ》を調整する遺伝子（ＣＡＤＰＳ２）の異常と自閉症発症との関係が報告されています。

ミラーニューロンという神経細胞群の機能不全との関係や、父親が高齢で授《さず》かった子どもは自閉症になりやすいといった指摘もなされています。

ただし、ここで強調しなければならないのは、遺伝的要因があるからといって必ず発症するわけではなく、あくまでも発症しやすさが遺伝していると考えるべきです。

発達障害の原因としては、このほか周産期の異常や新生児期の感染症なども関係していると考えられています。近年、ＡＤＨＤやＡＳなどが増えています。米国では一九九〇年から二〇一〇年までに自閉症が六〇〇〜七〇〇％も急増しました。

遺伝的要因だけではこの増加の理由を説明できません。周産期の異常や新生児期の感染症などが原因として疑われるのはそのためです。

周産期や新生児期に子どもの脳の発達に影響を与える疾患としては、未熟児・低体重出生、妊娠中毒症、重症黄疸《おうだん》、ウイルス疾患（インフルエンザ、麻疹、風疹など）、脳炎・髄《ずい》膜《まく》炎、極度の栄養障害、頭部外傷などがあります。

近年は、これらと並んで妊娠中の母親の飲酒や喫煙（胎児性アルコール・タバコ症候群）、重金属（水銀、鉛など）や環境ホルモン（ＰＣＢ、ダイオキシンなど）といった環境汚染の影響も注目されています。

たとえば、福島県では妊婦の一割が妊娠初期にタバコを吸い、三割がアルコールを飲んでいます。いわゆる「できちゃった婚」の場合、その傾向が特に強いことがわかっています。

重金属や環境ホルモンなどとともに、妊娠中の飲酒や喫煙が神経系に影響を与えている可能性は大いに考えられます。有機リン系の農薬を低濃度でも摂取した子どもはADHDになりやすいというハーバード大学などの報告もあります。

脳の機能障害は、近年さまざまなアプローチで研究がなされており、ADHDではドーパミン神経系の異常が前頭葉《ぜんとうよう》から大脳基底核《きていかく》で認められています。ADHDの治療で有効なメチルフェニデートは、主にこの部位に作用しています。

ASや自閉症などではドーパミン神経系だけでなく、ノルアドレナリン神経系やセロトニン神経系の異常も見られ、障害の部位は前頭葉から大脳基底核だけでなく、大脳、小脳の幅広い領域にわたります。ASや自閉症などが広汎性発達障害（PDD）と呼ばれ、言語、社会性、運動、感情・衝動性や行動のセルフコントロール能力、認知能力などの発達が幅広く障害されるのは、このように脳の広い範囲に損傷があるためです。

また最近の研究では、社会性や協調性、愛情、信頼などにかかわるオキシトシンという脳内ホルモンと発達障害との関係も指摘されています。

発達障害にともなう二次障害――生きづらさが増すもう一つの原因

発達障害は、一次的にはあくまで脳の障害ですが、思春期・青年期以降にさまざまな二次障害を合併しやすいことが知られています。

一般にＡＤＨＤやＡＳでは、二次障害として、
①気分障害（うつ病）
②双極性障害（躁うつ病）
③不安障害（神経症）……強迫性障害（強迫神経症）、社会不安障害（対人恐怖症）、パニック障害（不安神経症）・広場恐怖、心的外傷後ストレス障害（ＰＴＳＤ）、全般性不安障害（不安神経症）
④依存症・嗜癖行動……アルコール依存、コカイン依存、覚せい剤依存、マリファナ依

存、過食症、ギャンブル依存、セックス依存

⑤行為障害（非行）、反社会的行動（犯罪）

⑥パラフィリア（異常性愛）

⑦パーソナリティ障害（人格障害）……反社会性パーソナリティ障害、境界性パーソナリティ障害、自己愛性パーソナリティ障害

⑧社会的ひきこもり（回避性パーソナリティ障害、一部自己愛性パーソナリティ障害）

⑨DV

⑩虐待・ネグレクト

などの合併症をしばしば引き起こすことが知られています。

外来を受診した大人のADHD八〇名とAS五〇名を対象にした筆者の調査では、二次障害がないのはADHDで一一名（一三・八％）、ASではわずか二名（四％）にすぎず、それぞれ残りの六九名（八六・三％）、四八名（九六％）は、うつ病、不安障害、パーソナリティ障害、各種依存症、児童虐待などの二次障害を合併していました（表6）。

ADHDに比べてASの方が高い確率で二次障害を合併するのは「三つ組の障害」など

表6　成人の発達障害者の合併症

	成人 ADHD	成人 AS
1)合併症なし	11例（13.8%）	2例（4%）
2)うつ病	68例（85.0%）	39例（78%）
3)不安障害（神経症） PTSD、強迫性障害、全般性不安障害、パニック障害、解離性障害、社会不安障害	30例（37.5%）	18例（36%）
4)依存症・嗜癖行動（衝動制御障害） アルコール依存、薬物依存、過食症、ギャンブル依存、買物依存（浪費癖）、セックス依存	30例（37.5%）	22例（44%）
5)パーソナリティ障害 自己愛性人格障害、境界性人格障害、反社会性人格障害	32例（40.0%）	18例（36%）
6)社会的ひきこもり（回避性パーソナリティ障害）	0例	15例（30%）
7)児童虐待	25例（28.8%）	6例（12%）
8)ドメスティック・バイオレンス	6例（7.5%）	4例（8%）

でＡＳの方が社会性に欠けるケースが多いからと思われます。それはＡＤＨＤではひきこもりが一人もいないのに対し、ＡＳでは一五名（三〇％）もいることでもうかがえます。

「一引き、二才、三学問」などといいますが、職場で成功するには、しばしば才能や学問より上司や縁故者の引きの方が大きかったりするものです。残念ながら、ＡＳは先輩にかわいがられるタイプは多くないようです。その分、職場での苦労も多いのです。

二次障害にともなう合併症は、しばしば複数みられます。

発達障害は、なぜ二次障害を合併しやすいのでしょうか？

ＡＤＨＤでもＡＳでも共通して言えるのは、

①自己評価、自尊感情が低い
②親に虐待・ネグレクトなどの問題を抱えるケースが多い
③生物学的・遺伝的要因がある

という三つのファクターです。

発達障害のある人は、子どもの頃からまわりの評価が低く、親や教師に怒られたり、注意されたり、しばしばいじめにあったりします。このためどうしても自己評価や自尊感情が低くなってしまいます。また親が発達障害であったり、家庭内に虐待やネグレクト、貧困などの問題を抱えた機能不全家族も少なくありません。

このため家庭や学校での安心感や信頼関係に欠け、過剰なストレスや心理的トラウマを抱えている人が多いのです。先の筆者の研究では、ＡＤＨＤで二五名（二八・八％）、ＡＳで六名（一二％）に子どもへの虐待やネグレクトが認められました。

生物学的・遺伝的要因では、たとえば、うつ病や依存症などは前頭葉、大脳辺縁系などの機能障害とともに、親や親族にも同様の疾患が多いことが知られています。

問題の本質を見えなくする「重ね着症候群」

二次障害にともなう合併症は、もともとある発達障害に別の疾患が重なることから「重ね着症候群」とも呼ばれます。重ね着すると下に何を着ているのかわからない。

抑うつや強迫症状など一番上に見えている別疾患の症状だけ捉えて「うつ病」「不安障害」などと診断され、その治療のみ受けているケースが少なくありません。統合失調症などと誤診される場合も少なからずあります。

二次障害がやっかいなのは、重ね着の別疾患に目を奪われ、正確な診断ができず、問題の根本にある発達障害が見えにくくなってしまうことです。

たとえば、なかなかよくならず、遷延化《せんえん》（長期化）しているうつ病のなかには、もともとあった発達障害が見過ごされ、うつ病の治療のみ受けてきたケースが少なくありません。私の経験では、特に女性の発達障害でその傾向が顕著です。

うつ病がなかなかよくならない場合は、発達障害が後ろに隠れている可能性があります。一度、専門医に相談してみるといいと思います。

発達障害は、二次障害を合併してしまうと、しばしば社会適応に大変な苦労を強いられます。先の筆者の研究でも、二次障害のない人（ＡＤＨＤ一一名、ＡＳ二名）は、治療や指導に良好に反応し、経過も順調でしたが、合併症を示した人（ＡＤＨＤ六九名、ＡＳ四八名）は、いずれも深刻な症状を示し、家庭や職場、社会での適応レベルが低く、治療や指導に対する反応もよくありませんでした。

合併症の数が多いほど治療や指導は難しくなり、時間もかかります。

こうした事態を回避するには二次障害の予防が何より大事になります。

この点については第6章で詳述します。

診断を受けることで自己イメージが修正できる

大人の発達障害は、もともとの発達障害の程度や二次障害の有無、程度にもよりますが、適切な治療や指導を受け、就労上の工夫をしたり、周囲から支援を得られるなら、抱えている問題のかなりの部分は解消されたり、軽減できるケースが少なくありません。

それにはまず、本人が発達障害に気づき、受け入れ、認める必要があります。すべてはそこから始まります。ですから、「もしかしたら自分は発達障害かもしれない」と思ったら、まずは専門医の診察を受けることです。

その結果、発達障害とわかれば、

①それまでとは自分自身への見方、考え方が変わる
②社会的なサポートが受けられるようになる

という二つのメリットを享受《きょうじゅ》できるようになります。

発達障害を疑い外来を受診する人は、挫折を繰り返し、多くはうつ病などの二次障害を

合併しています。先日、外来を受診した女性は、「私の人生、ずっと負け、負け、負けなんです」、そう言って嗚咽《おえつ》しました。そんな痛々しい姿で訪ねてくる人が多いのです。

診断でその原因が脳の機能障害とわかれば、

「これまでうまくいかなかったのは自分の性格のせいではなかったんだ」

「自分はダメな人間だと卑下《ひげ》することはないんだ」

とマイナス一辺倒だった自己イメージを修正することができるようになります。そうすれば、自分の長所にも目が向くようになり、それを活かすにはどうすればいいか、どう振舞えばいいかなど、社会生活をよりよくするためのさまざまな工夫にも取り組めるようになります。精神的に落ち着き、前向きに人生を考えられるようになるのです。

また発達障害の診断を受けることで、家族や周囲のサポートが受けやすくなるほか、前にも述べたように、療育手帳や精神障害者保健福祉手帳を取得することで障害者雇用制度の利用も可能になります。要件を満たせば、障害者年金も受給できます。

発達障害はどうやって診断するのか

片づけられない、すぐキレる、相手の気持ちがわからない……。発達障害には独特の言動があります。

しかし、それだけで発達障害と診断することは、無論ありません。そのような言動は発達障害のない人でもしばしば見られることがあるからです。診断のカギを握るのは、その言動により社会生活に不適応を起こしているかどうか、です。

このため診察に当たる医師は、米国精神科医学会のＤＳＭ－Ⅳや世界保健機関のＩＣＤ－10などの診断基準をもとに、現在と過去の行動特性を慎重に検討します。

現在の行動特性については外来時の面接内容と行動を、過去の行動特性については生育歴を詳細に考察、分析します。それには本人の話だけでは不十分であり、可能なかぎり家族（両親、兄弟、配偶者など）や友人などに同伴してもらうほか、母子手帳や小学校時代の通知表など子ども時代の客観的データを提供してもらう必要があります。通知表（担任所見欄）を見れば、成績だけでなく独特の言動の有無も確認できます。

発達障害は通常、小児期に始まり、継続するものですから、子どもの頃に友だちといっも楽しく遊んでいた人が、大人になっていきなりASなどになることはありません。

発達障害は遺伝の要素があるため、家族のプロフィール聴取も必須です。

また診断の正確性、客観性を期すために知能検査（WAIS‐Ⅲ）や性格検査（ロールシャッハテスト、文章完成テスト）などの心理検査も行ないます。

知的レベルが一般的な正常知能はIQ八五以上一一五未満、知的障害はIQ七〇未満とされ、両者に挟まれたIQ七〇以上八五未満を境界知能と言います。LD（学習障害）の多くはこの範囲にいます。ADHD、ASは正常知能のIQ八五以上で、ASには正常知能の範囲を超えてIQ一一五以上を示す人が少なくありません。

とはいえ、すべてのASが高IQではないし、誰もが目を見張るような特別な才能を持っているわけでもありません。いくらIQが高くても社会性に欠ければ、さまざまな問題に直面します。「AS＝頭がいい。天才」といった思い込みはやめるべきです。

行動特性や心理検査などで明らかに重度の発達障害を抱えていると思われる場合は、脳波の検査や頭部の画像検査（MRI、SPECT）を行ない、脳波に異常はないか、脳に萎縮や血流の異常はないか、医学的証拠を用意します。

表7　福島医大での成人 ADHD・AS の診断

1. 主訴と外来での面接内容と面接時の行動を慎重に検討
2. 生育歴を詳細に聴取
3. 小学校時代の通知表の担任所見欄を確認
4. 脳波：(1) α波の量と前方移動は？
   (2) 徐波の混入は？
   (3) α波やβ波は規則的か？
5. 頭部 MRI：前頭葉の軽度「萎縮」所見は？
6. 頭部 SPECT：血流の不均等や低下は？
7. 事象関連電位：P300成分の振幅や潜時は？
8. WAIS-R：下位検査のばらつきは？（特に数唱、算数、符号などが低くないか？）

参考までに福島医大における成人ＡＤＨＤとＡＳの診断方法を示しておきます（表７）。

発達障害の治療はどのように行なわれるのか

一般に発達障害の治療は、

①心理教育
②ライフスキルの指導
③心理療法
④自助グループへの参加
⑤薬物療法

などが中心になります。

（1）心理教育——発達障害の受容と周囲の理解

発達障害の治療で何より重要になるのは、本人の受容と周囲の理解です。これを深める作業を「心理教育」と言いますが、これは非常な困難をともなうことがあります。

家族がそうだと疑い、一緒に医師を訪ねても、本人が発達障害であることを認めず、受け入れを拒否するケースがあるからです。

その理由としては、

①彼らが自分自身を客観的に観察できない

②生きづらさを抱えながらもそれまで「普通に生きてこられた」と思っている

③二次障害の合併で発達障害がわかりにくくなっている

などを指摘することができます。

こうした頑《かたく》なな姿勢を和《やわ》らげるには、発達障害は脳の機能障害であり、本人の性格や努力の問題ではないことを医師が丁寧に根気よく説明するとともに、身近にいる親、兄弟、配偶者、友人などに、本人をサポートしてくれるよき理解者になってもらうことです。

よきサポーターの存在は、本人の心の不安定感、孤立疎外感、劣等感、絶望感、無気力感などを軽減し、うつ病、依存症、不安障害などの合併症の予防につながります。サポーターの有無によって治療の効果は大きく違ってきます。

（2）ライフスキルの指導
——長所を活かし、苦手をカバーする工夫を考えられるようにする

発達障害のある人は、得意な領域と苦手な領域がアンバランスに存在しています。発達障害の治療では、そうした自分の特性に合わせて、プライベートや職場での生活環境をよりストレスのないものに調整する必要があります。

これはいわゆるライフスキル、ソーシャルスキルにかかわるもので、具体的にはすでに第2章、第3章で見たように、

・物は置き場所を決め、常にそこに置くようにする
・一人になる時間と空間をつくる
・得意なこと、苦手なことを知ってもらう
・人に頼める仕事はやってもらう

・指示や連絡などを口頭で受ける場合は必ずメモを取る
・自分の価値観を絶対視して他人を批判しない
・社交の場での振舞い方を工夫する

などをさします。日々の暮らしのなかでできるその他の工夫については二次障害の予防に関連して第6章で述べます。

(3) 心理療法と認知行動療法——希望を持って前向きに生きられるようにする

発達障害では、その多くが度重なる失敗体験などにより自己イメージや自尊感情を著しく低下させています。心理療法はカウンセリングによってそうした本人の気持ちや抱えている問題を整理し、適切な対処方法へと本人や家族を導き、変化や成長を促すものです。

発達障害の診断は、多くの当事者にとって「安心感」と「自責感の軽減、解放」につながります。自分が人間的にダメなわけではないと知ってホッとするのです。

しかし、なかには脳に障害があると知って、自分の将来を悲観したり、やり場のない怒りを周囲にぶつけてしまう人もいます。カウンセリングに当たっては、彼らが障害の事実を冷静に受け止め、将来に希望をもって生きられるように導く必要があります。

また、二次障害でうつ病やパーソナリティ障害を併発している場合は、

・白か黒かの「全か無か思考」
・すべてを悲観的に考える「マイナス思考」
・「～すべき、～であるべき」と考える「すべき思考」
・何でも自分に関係しているように考える「個人化傾向」
・些細な出来事を過度に一般化して考えてしまう「過度の一般化」

などの「認知の歪《ゆが》み」が見られることが多く、その場合は歪みを修正する認知行動療法――具体的には発達障害者を支援するための視覚的構造化やＴＥＡＣＣＨ（自閉症のための援助プログラム）などを用いる――が効果的な場合があります。

（４）自助グループ――同じ経験や苦痛を知る仲間と語り合うことで安心感を得る

発達障害のある人は、自己評価が低く、職場や地域で孤立しがちです。その点、発達障害の当事者たちが、相互支援のために作る自助グループは、同じ経験や苦痛を知る仲間と

出会い、語り合える場として、とても意味があります。

私も経験がありますが、自助グループでは同じ悩みや苦労をみんなでオープンに話せますから、「つらいのは自分一人じゃない」という安心感が得られますし、抱えているさまざまな不安も軽減できます。自助グループに参加する意味は、まさにここにあります。

全国的に展開している大人の発達障害者の自助グループとしては、

・ADHDの人とその家族や教師などを応援する「えじそんくらぶ」

・発達障害者とその家族や関係者などを支援する「アスペ・エルデの会」

などがあります。

（5）薬物療法――欧米ではメチルフェニデートが第一選択薬

発達障害では薬物療法が効果を上げることがあります。筆者の経験ではADHDの治療に奏功するケースが多く、ASでもしばしばADHD類似症状の改善につながります。

その中核を担うのは、メチルフェニデートとアトモキセチンです。

ジョセフ・ビーダーマンらは二〇〇六年、レナード・アドラーらは二〇〇九年、それぞれ一四一名、二六二名の成人ＡＤＨＤの患者を対象とした二重盲検（薬や治療法の性質を医師・患者の双方に知らせずに試験をすること）でメチルフェニデートがプラセボ（偽薬）と比べて有効なことを立証しています。

評価尺度は、いずれもＣＧＩ（Clinical Global Impression：臨床全般印象尺度）を用いていますが、成人ＡＤＨＤの症状が三七〜六六％改善したといいます。副作用としては軽度の血圧上昇、頻脈《ひんみゃく》（心拍数の増加）などを認めましたが、中断が必要なほどの重大なものはなく、依存症の問題もなかったとしています。

またアンドレア・タスカーノらは二〇〇八年、ＡＤＨＤ児を持つ二三名の成人ＡＤＨＤの母親に対してメチルフェニデートを投与したところ、子どもへの虐待や不適切なしつけが改善したと報告しています。

米国では、アトモキセチンも成人ＡＤＨＤの治療薬としてよく使われており、その効果はメチルフェニデートと同等とされています。

米国とカナダのＡＤＨＤ治療のガイドラインではメチルフェニデートとアトモキセチンがともに第一選択薬とされ、欧州では第一選択薬がメチルフェニデート、第二選択薬がアトモキセチンとなっています。

しかし、日本においては二〇一一年二月現在、メチルフェニデート、アトモキセチンともにその使用は一八歳未満に限定され、成人への処方は原則的に行なうことができません。

このため欧米なら、当然、享受されるべき適切な薬物療法が受けられない成人ADHD患者がたくさんいたり、それらの薬を処方されることで症状が安定していた小児ADHD患者が、一八歳を超えたとたん、処方が受けられなくなるという異常な状況にあります。

ADHDやASではDVや児童虐待などが激しく、放置しておくと子どもや奥さんなどの命にかかわる恐れがあるようなケースもあります。メチルフェニデートやアトモキセチンは、そうしたキレやすく、衝動的な行動などを抑え、改善する効果が期待できます。暴力、暴言がなくなるだけで救われる人はたくさんいるのです。

生きづらさを抱え、悩み、苦しんでいるADHDやASの人へ手を差し伸べるために一八歳以上への継続使用、さらには一八歳以上の初回投与が早期に実現することを切望します。

なお筆者の場合、薬物療法では以下のような薬を選択しています。

【第一選択薬】

・メチルフェニデート

ADHDやASの不注意・多動性・衝動性のコントロール欠如、感情の易変性、ストレス耐性の低さなどを改善。主にドーパミン系に作用。チック、脳波異常、てんかんなどを増悪させることがあり、注意が必要。

・アトモキセチン

メチルフェニデートと同様、ADHDやASの不注意・多動性・衝動性のコントロール欠如、感情の易変性、ストレス耐性の低さなどを改善。主にアドレナリン系に作用。

【第二選択薬】

・SSRI（選択的セロトニン再取り込み阻害薬。フルボキサミン、パロキセチンなど）

感情・気分の不安定、衝動性・攻撃性のコントロール欠如、ストレス耐性の低さ、意欲・気分の減退、不安焦燥感などを改善。特にうつ病、うつ状態を合併するもの。

【第三選択薬】

・バルプロ酸

ＳＳＲＩ同様、感情・気分の不安定、衝動性・攻撃性のコントロール欠如、ストレス耐性の低さ、意欲・気分の減退、不安焦燥感などを改善。特に脳波異常やてんかんを有するもの。

・抗精神病薬（ハロペリダール、ピモジド、リスペリドンなど）

ハロペリダール、ピモジドはチック症を有するもの、リスペリドンは夜間の睡眠障害を有するもの。

以下に治療例を二つ紹介しておきます。

■事例③／Ｔ男さん――薬物療法が効果を発揮したケース

Ｔ男さんは初診時四六歳。電力会社勤務の会社員です。もともと中学生の息子のＹ君がＡＤＨＤで外来に通院しており、その治療を通じて「お父さんもＡＤＨＤでは？」と思ったY君から「一度診てもらったら？」と勧められ、私のもとを訪ねてきたのです。

T男さんは夜勤があり、生活がとても不規則でした。夜勤のある仕事は睡眠のリズムが乱れるため、本来、発達障害者には厳禁です。ストレスがたまりやすく、過食やアルコールなどの依存症にも走りやすい。いちばん怖いのは数秒間寝てしまうマイクロスリープです。交通事故から産業事故まで、大事故の原因には居眠りが関係しているものが多くあります。

準夜勤→深夜勤→日勤ならまだいいのですが、実際には深夜勤→準夜勤→日勤となるケースが多い。この方が会社としては用意するスタッフが少なくてすむからです。

T男さんの場合、幸い機械相手のルーティンの仕事が多く、対人スキルをあまり要求されない職場でしたので、会社では特にトラブルもなく何とかやっていました。その意味では適職に就いたのですが、夜勤もありましたから、やはりストレスは相当にあったようで、それが家庭に持ち込まれて噴き出してしまった。酒を飲み、些細なことで子どもや奥さんに当たり散らし、しばしば暴力を振るったのです。Y君は言いました。

「お父さんはキレやすく、暴言、暴力がひどい。すぐに癇癪《かんしゃく》を起こす。忘れっぽい。三歩歩くと忘れてしまう。整理整頓がまるでダメ。落ち着きがなく、夫婦げんかが絶えない。お母さんは一人で泣いてばかりいる。このままでは離婚しかねない」

Ｔ男さんは、ＡＤＨＤ＋ＡＳで、アルコール依存を合併していました。そこでカウンセリングやライフスキルの指導などとともにメチルフェニデートとＳＳＲＩを処方したところ、暴言、暴力がおさまり、落ち着きが出てきました。また本人によれば、「びっくりするほど集中力も増した」ということでした。

Ｔ男さんの問題行動がおさまったことで、Ｙ君の治療も進み、処方していたメチルフェニデートもまもなく必要なくなりました。

■事例④／Ｅ男さん——自助グループへの参加が奏功したケース

Ｅ男さんは初診時三七歳。メーカーに勤める会社員です。やはり長男がＡＤＨＤで外来に通院しており、一緒に心理教育などを受けた奥さんから、「あなたもそうだから行った方がいい」と強く勧められ、来院しました。

Ｅ男さんの症状をまとめると、次のようになります。

「短気で些細なことですぐにカッとなる。すぐに子どもを叱る。手が出ることもある。妻の話が聞けない。思いやりがないと妻から責められ、けんかになる。整理整頓ができない。書類の整理が苦手。仕事を先延ばしする。人の顔が覚えられない。車の運転が乱暴でよく事故を起こす。ぼーっとする。仕事が丁寧にできず、ミスが多い。忘れっぽい。断るのが苦手。浪費癖がある。パソコンやゲームにのめりこむ」

E男さんはＡＤＨＤで、幸い合併症はありませんでした。カウンセリングやライフスキルの指導などとともにメチルフェニデートを処方したところ、短気で癇癪を起こしやすいのがおさまり、奥さんとのけんかもめっきり減ったほか、ＡＤＨＤ特有の不注意や多動・衝動性も改善されました。

仕事のミスが減り、車の運転も丁寧になり、それまでしばしば事故原因になった信号や標識の見落としもなくなりました。人の話も最後まで聞けるようになり、パソコンやゲームにのめりこむこともなくなったそうです。

こうした症状改善に力になったことが、実はもう一つあります。それは、自助グループへの参加でした。そこでE男さんは、自分の悩みを聞いてもらったり、さまざまなライフスキルのアドバイスをもらったりしました。E男さんは言います。

「一番大きかったのは、みんなの話を聞いて手帳やカレンダーなどにやるべきことを整理して書いて、スケジュールを視覚的に管理できるようになったこと。仕事の段取りがよくなり、物事を計画的に考えられるようになりました。こづかい帳を作ってお金を使ったものを書くようにしたら、無駄な買い物もしなくなりました。宴会を無難な理由をつけて断ることもできるようになった。少し自信が持てるようになりました」

自助グループに参加することで、E男さんのように治療の効果を上げる人は少なくありません。近くにそうした組織があるなら、参加を検討してみるといいと思います。

第6章

うつ病・依存症と、発達障害

——乱れがちな日常生活を改善するライフスキル

新型うつ病の背景にも発達障害がある

ＡＤＨＤやＡＳ（アスペルガー症候群）などの発達障害では、しばしば二次障害としてうつ病を合併します。筆者の調査では、外来を受診した大人のＡＤＨＤ八〇名のうち六八名（八五％）、ＡＳ五〇名のうち三九名（七八％）がうつ病を合併していました。

うつ病になると、気分が落ち込んで、夜中に目が覚めてしまい、それから眠れなくなります。食欲もなく、頭痛やひどいだるさを感じ、何をするのも面倒になります。それまで好きだった趣味も楽しめず、仕事にもまるで身が入らない。将来に希望が持てないばかりか、過去の些細なことにも罪悪感を持つなど自責の念が募《つの》ります。日々、苦痛を感じ、最悪の場合は自殺の恐れもあります。

発達障害がうつ病を合併しやすいのは、脳の機能障害や遺伝的な要因からもともとストレス耐性が低く、度重なる挫折体験で自己評価や自尊感情が著しく低下しているためです。

・若い人に多い

最近よく「新型うつ病」という言葉を耳にします。その特徴は一般に、

・こだわりが強く、負けず嫌い
・好きなことをするときは元気だが、仕事や勉強になると調子が悪くなる
・「うつ」で休むことに抵抗がない（むしろ利用することも）
・疲労感や不調感を訴えることが多い
・自責感に乏しい
・他罰的で人や組織（会社、学校）のせいにしがち

などとされています。自責感が強く自罰的であるなどを特徴とする、従来型のうつとは明らかに違う面があります。

しかし、新型うつ病とされるうつの特徴は、機能不全家族で育ったアダルトチルドレン（ＡＣ）や発達障害を背景に持つうつ病でもしばしば見られます。

その意味では、新型うつ病とされるものは、新しいタイプのうつというより、ＡＣや発達障害のストレス耐性の問題から二次的に生じたうつ病やうつ状態と考えた方が自然ではないかと思います。北海道大学の傳田健三《でんだけんぞう》教授も著書『若者の「うつ」』（ちくまプリマー新書）のなかで同じような指摘をしています。

いずれにしろ、子どもの頃の生育歴などを聞いていけば、多くの場合は鑑別がつくはずです。

発達障害者はなぜ依存症・嗜癖行動に陥りやすいのか

発達障害でうつ病と並んで多い二次障害は、依存症です。

依存症は、アルコール、薬物、買い物、ギャンブル、セックスなど、それを続けることによって経済的、身体的、精神的に自らを傷つけることを言います。

筆者の調査では、外来を受診した大人のADHD八〇名のうち三〇名（三七・五％）、AS五〇名のうち二二名（四四％）が、アルコール、過食、浪費、セックス、抜毛、ギャンブルなどの依存症や嗜癖行動を合併していました。

発達障害者が、さまざまな依存症や嗜癖行動に走りやすいのは、一般に、

①感情が不安定で不安感が強い
②ストレス耐性が低い
③新奇追求傾向が強い

④衝動性が強い

などが大きな理由とされています。

発達障害者は、自己評価や自尊感情、ストレス耐性が低く、感情も不安定です。このためいつも心に不安を抱えています。

それを解消するために、

・不安をやわらげてくれるもの
・ストレス解消の手段になるもの
・常に新しい刺激を与えてくれるもの
・一度手を出したら「またあれがしたい！」という衝動が抑えられないもの

に逃避的、刹那《せつな》的に走り、依存するのです。

依存症になるのは、ＡＣか発達障害者、もしくはその両方を抱えている人がほとんどです。精神科医の斎藤《さいとう》学《さとる》氏が、東京都内の風俗嬢を調べたところ、例外なくＡＣで、その多くがうつ状態にあり、買い物、浪費、ギャンブル、タバコ、アルコールなどの依存症を抱えていました。

依存症は、最初は「仕事でミスをした」とか「女房とうまくいかない」などちょっとしたストレスがきっかけとなり、それから逃避する形で始まるのが普通です。しかし、一度依存症が形成されてしまうと、ストレスの有無とは関係なく持続するようになります。

初めは小さな刺激で満足しますが、やがて強い刺激でないと満足できなくなります。進行、悪化するにつれて強迫観念はどんどん強くなり、一日中、アルコールや薬物やセックスやギャンブルなどのことを考えるようになります。

こうなると自分でやめようと思ってもやめられなくなり、セルフコントロールがまったくきかなくなります。そんな自分に自責感、無念、自己嫌悪を抱く人も少なくありません。

このためしばしばうつ状態をともないます。依存している行為の直前や最中は高揚感が得られますが、終わった後は落ち込み、これを繰り返すことでうつ状態はさらに悪化していきます。

また、発達障害を背景とする依存症は、いくつかの依存症を合併しやすい傾向があります（クロスアディクション現象）。たとえば、過食の女性は、しばしばアルコール依存、薬物依存、セックス依存、盗癖などをともないやすいことが知られています。

一般に依存症や嗜癖行動は、

①物質依存……アルコール依存、薬物依存、タバコ依存、カフェイン依存など

②行為依存……過食症、ギャンブル依存、買い物依存、セックス依存、抜毛癖、自傷行為依存など

③人間関係依存……恋愛依存、DV、虐待・ネグレクトなど

の三つに分類されます。

行為依存や人間関係依存は、精神的依存のみですが、物質依存は精神的依存に加え、身体的依存もともないます。いずれの場合も自分の心身の健康、経済状態、家族関係を破壊していきます。

発達障害にともなう依存症は治りにくい

発達障害にともなう依存症は、治療が難しく、治りにくいのが特徴です。

その理由としては一般に、

①気づき（自己洞察）が得られにくく、否認しつづける
②特有の認知障害のため、認知行動療法や自助グループにつながりにくい
③複数の依存症を合併し、クロスアディクションに発展しやすい
④発達障害の特徴（感情の不安定、ストレス耐性の低さ、衝動性の強さ）のため些細な誘惑や刺激で再発しやすい

などが指摘されています。

なかでも治療を難しくしている一番の原因は、自分が依存症にかかっていることをほとんどの人が認めようとしないことです。

依存症は「否認の病気」と言われ、手が震えるなど身体症状が出ていても、死ぬまで認めない人が多い。

「自分はアルコール依存ではない！」
「薬物依存ではない！」

そう言って強く否定します。ですから、本人が、
「このままでは死んでしまう！」

と自ら気づいて治療に向かわないと、結局、治らないのです。

いずれにしろ依存症を自分で治すのは難しく、多くは入院治療が必要になります。独立行政法人国立病院機構久里浜アルコール症センター（旧国立療養所久里浜病院）のような専門病院に何カ月か入院し、薬物療法、認知行動療法、集団療法などを受けます。

また本人に治す意欲があるなら、自助グループへの参加も有効です。

「あなたを見ていると一〇年前の自分を見ているようだ。酒で会社をクビになり、女房に逃げられ、飲酒運転で人を死なせてしまった。酒で人生をダメにした。それでやっと自分は病気と悟った。あなたもやめないと私のようになる」

専門医の話は聞かなくても、同じ依存症に苦しんだ人の話は案外素直に聞くものです。一般に自助グループ＋専門的治療は効果が大きく、再発の可能性も低くなります。

なお、アルコール依存症の人に、「少し控えましょう」とか「週に一日は休肝日《きゅうかん》を」とか「一合まで」などと言っても何の意味もありません。一滴でも飲んだら、結局、泥酔するまで飲んでしまいます。

アルコール依存症の約七割は仕事依存症の人が多いとされます。「俺の生きがいは仕事と酒だ」というタイプです。「人酒を飲み、酒酒を飲み、酒人を飲む」と言います。酒に飲まれるまでアルコールに溺れないよう、くれぐれも注意してください。

しばしば起こる児童虐待やＤＶ

発達障害の二次障害では、しばしば児童虐待を合併します。

筆者の調査では、前にも述べたように、外来を受診した大人のＡＤＨＤ八〇名のうち二五名（三一・三％）、ＡＳ五〇名のうち六名（一二％）に児童虐待が見られました。虐待・ネグレクトを起こすのは、その多くがさまざまな問題を抱えた多問題家族です。

具体的には、

・子どもに発達障害がある
・暴力をふるう当事者に発達障害があり、しばしばうつ病やパーソナリティ障害を合併している
・パートナーに発達障害がある
・パートナーが非協力である

などの問題を抱え、孤立しているケースがほとんどです。

子どもの発達障害は、通常、軽度です。重い自閉症なら「なんでできないの！」とは叱らない。しかし、軽い自閉症、AS、ADHDだと、そうと気づかず（あるいはそうと認めず）、つい、「なんでできないの！」と厳しく叱ってしまうことが多いのです。これは親が子どもの発達障害を認めていない（否認）ためです。

虐待・ネグレクトは、世代間伝播《でんぱ》でしばしば三世代に及びます。たとえば、こんなケースがありました。しばらく前、児童相談所から紹介されて二〇代前半の母親が来院しました。その母親は、一歳の息子を虐待していました。

夫は毎日帰りが遅く、夜の一一時を過ぎないと帰宅しない。孤立感を抱え育児をするうち、子どもがおむつを濡らしたり、お腹が空いたりして泣くと虐待するようになりました。児童相談所が介入するようになったきっかけは、母親が子どもの手を柱とふすまの間に置いて思い切りダンッ！　と締め、両手の指一〇本を骨折させたことでした。

子どもは家に帰せないので児童相談所が預かり、私が母親を診ることになったのです。母親はうつ状態で、夜になると毎晩アルコールを飲んでいました。母親は言いました。

「子どもが泣くとイライラする。なんでイライラするのかわからない。でも、イライラしてしょうがない」

普通の母親なら、赤ちゃんが泣けば、「どうしたんだろう」と心配になり、何とかしてあげたいと思うものです。しかし虐待する母親はそうは思わない。イライラしてしまう。

「あなたの子どもの頃はどうでしたか」

母親に尋ねました。

「夜になると、父がお酒を飲み、母に暴力をふるっていた。母はいつも落ち込んでいて寝ていることも多く、ほとんどかまってもらえなかった。泣いても泣いても放っておかれた。自分の子どもが泣くと、あぁ、自分もああやって泣いていたなぁと、その頃の光景が幽霊のように思い出される」

そうやって思い出す子どもの頃の光景を“Ghost in the Nursery”＝子ども部屋の幽霊と言います。母親は、

「自分と同じだ。そう思うとイライラして虐待してしまう」

と言いました。これは投影性同一視と呼ばれるもので、母親もまた自分の母親に虐待・

ネグレクトされていたのです。

厚労省の「男女の生活と意識に関する調査」（二〇一〇年九月。回答者は一六～四九歳の一五四〇人）によれば、一八歳頃までに両親や同居者から虐待を受けた経験のある人は回答者の五％で、女性だけ見ると七・一％にのぼります。この数字を該当する年代に単純に当てはめると、およそ二〇〇万人の女性が虐待を経験していることになります。

発達障害では二次障害でDV（家庭内暴力）を合併することもあります。筆者の調査では、外来を受診した大人のADHD八〇名のうち六名（七・五％）、AS五〇名のうち四名（八％）にDVが見られました。DVの加害者は、発達障害を抱え、うつ病やパーソナリティ障害を合併している人、機能不全家族に育った人に多く、しばしば離婚に至ります。

非行や異常性愛に走ることもある

子どもが発達障害で機能不全家族に育った場合は、非行に走ることが多く、特にADHDの場合はその傾向が顕著なことが知られています。

また、なかにはパラフィリア（異常性愛）に走る人もいます。

数年前、福島県のある小学校の教師が幼女への猥褻《わいせつ》行為で警察に捕まり、「教師たるものが何たるザマか！」とこっぴどく叱られました。その手の性犯罪を犯す人は、ＡＤＨＤや機能不全家族などの問題を抱えていることが多いのに、そうした観点からの聴取やカウンセリングは一切ないまま、ただただ厳しく叱りつけ、その日は家に帰しました。翌日、教師は警察の駐車場に車を乗りつけ、排ガスを引き込み、自殺してしまいました。

翌年、講演会で警察署に招かれた私は署長に言いました。

「あなた方は脳の機能障害や心の病を知らなすぎる。心理カウンセラーを雇いなさい」

それから間もなくその警察署では臨床心理士を雇うようになりました。

万引きを繰り返す盗癖のある女子高生にいくら説教しても、それだけではダメなのです。心の寂しさ、無気力感、劣等感、心の傷、トラウマなどについて心理カウンセリングをする必要があります。罰するだけでは、必ずまたやります。

性犯罪の前歴者やＤＶの加害者をＧＰＳ（全地球測位システム）で監視してはどうかという議論がありますが、心理面でのケア抜きでは、効果は疑問です。

このほか発達障害では、しばしばＰＴＳＤなどの不安障害も合併します。

二次障害を防ぐには、健康とライフスタイルに気をつける

では、こうした発達障害の二次障害を防ぐにはどうすればいいのでしょうか？

結論から言えば、健康に関心を持ち、体によい健康的なライフスタイルを心がけることです。発達障害者は、仕事や遊び、インターネットなどに熱中して不規則な生活を送りがちです。またアルコールやタバコなどの健康に有害なものに溺れたり、栄養のバランスを考えずにファストフードやインスタント食品ばかり食べたりします。

まるで、あえて健康に悪いことをしているのではないかと思うほどですが、そうではなくて、そもそも健康に無関心なのです。このため過食、偏食、運動不足などによって内臓脂肪が蓄積し、肥満、高血圧、高脂血症、高血糖値など生活習慣病のリスクが重なる「メタボリック症候群（Metabolic Syndrome）」になりやすい傾向があります。その結果、若くしてガンになったり、糖尿病、心臓病、脳血管障害などの生活習慣病に罹る人が少なくないのです。

また、こうした状況と精神的なストレスなどがかさなると、アルコール依存、過食症、その他の依存症やうつ病になってしまう危険性も高まります。

また、これらの疾患が彼らの心の健康に好ましくない影響も与えています。二次障害でうつ病や依存症などを合併しやすいのはこうした理由もあります。

発達障害の二次障害を防ぐには、以下の五つの点に注意すべきです。

【二次障害を防ぐための五つの原則】

（1）適度な運動や趣味、レジャーでストレスコーピングを心がける

上手なストレスコーピングは二次障害の一番の予防法です。

一番いいのは適度な運動や趣味、レジャーです。私の場合は、旅行が好きで、よく家内と一緒に行きます。本を読むのも好きで、東京へ行くたびに神田《かんだ》の古書店街を歩くのを楽しみにしています。あとは映画と食事。面白い映画を観て、行きつけのおいしい店でする食事は何よりの贅沢《ぜいたく》で、これ以上ないストレス発散になっています。

運動は、毎朝の体操と、毎晩の室内ランニングを欠かさずやっています。

絶対に避けなければいけないのは、アルコール、薬物、ギャンブル、セックス、買い物など依存症につながるような自己破壊的なストレス発散です。注意しましょう。

(2) 規則正しい睡眠を心がける

発達障害者は、睡眠・覚醒リズムが乱れやすく、子どもの頃から、しばしば夜驚症《やきょうしょう》、夢中遊行、夜泣き、夜尿症、睡眠時無呼吸症候群などの睡眠障害があります。昼間の居眠りが多いのもそのためです。不注意、注意散漫、感情の不安定、衝動性、攻撃性などは、夜間の睡眠障害に起因するところが大きいのです。

これを防ぐには、後述するように、

①睡眠の質を落とすアルコールやタバコ、コーヒーの飲みすぎに注意する
②寝る間も惜しんで仕事やインターネットやゲームなどをやりすぎない

などを心がけることです。

私の場合は、最低でも六時間は眠るようにしています。睡眠時間が足りないときは、電車のなかで寝たり、昼食の後で一五分ほど仮眠します。

「食後の一睡万病円《まんびょうえん》」という言葉があります。万病円は、何にでも効くといわれた江戸時代の丸薬で、食事の後の軽い一眠りは、とても健康によいということです。

(3) アルコールやタバコ、コーヒーを飲みすぎない

アルコール、タバコ、コーヒーは、睡眠効率を下げて、うつ病を合併しやすいことが知られています。またタバコとカフェインは、飲まないと禁断症状が出て頭痛やイライラ、吐き気などに襲われたり、昼間の眠気や不注意傾向を悪化させます。

アルコール依存は男性より女性の方が注意が必要です。女性は男性に比べて肝臓の分解酵素が弱いため、男性よりアルコール依存症になりやすいのです。しかも夫やまわりのサポートが得にくく、孤立しやすいため、治療も難しい。

また女性のアルコール依存症は、タバコ依存、薬物依存、買い物依存、ギャンブル依存、リストカット(自傷行為)などの依存症や嗜癖行動を合併しやすいのも特徴です。

アルコール、タバコ、コーヒーの飲みすぎには注意しましょう。

なお、働きすぎる人は、仕事だけでなく、アルコール、ギャンブル、買い物、セックス

など他の依存症に発展するリスクも大きいことが知られています。「俺の生きがいは仕事と酒だ」――。そういうタイプの人は要注意です。

（４）インターネットやゲームなどをやりすぎない

ＡＤＨＤやＡＳの人は、インターネットやゲームなどにはまりやすく、寝るのも忘れてのめり込む傾向が顕著です。ひきこもりやニートになっている人は、ほとんど例外なくこれらに依存しています。その結果、昼夜逆転してしまっている人が少なくありません。

こうなると日の光を浴びませんから、うつ病を発症しやすい。北欧などでうつ病と自殺が多いのは、日照時間の少なさと関係しているとされています。

私は、インターネットやゲームを始めたら、きっとのめりこむだろうと思うので、利用を自己規制しています。いまの時代、インターネットと無縁ではいられませんから、もちろん使いますが、用途としてはもっぱら医学情報などを収集することに特化しています。ゲームなどはやらないようにしています。

いずれにしろ、ネットやゲームなどのやりすぎにはくれぐれも注意してください。

(5) バランスのとれた食生活を心がける

一般に発達障害者は食生活が乱れがちです。睡眠のリズムが乱れている場合はなおさらそうです。バランスのよい食生活を送るには、炊事にそれなりの手間をかける必要がありますが、ＡＤＨＤの人などは段取りが悪いですから、手際よく調理ができません。このためファストフードやインスタント食品に頼ってしまうことが多くなります。

必須ミネラル（亜鉛、マグネシウム、カルシウム、カリウムなど）とビタミン類の欠乏した食事は、中枢神経系の活動に悪影響を及ぼすことが知られています。これらの栄養素は脳の正常活動に不可欠です。

必要に応じて健康食品やサプリメントを利用するのもいいと思います。

秋田県の子どもはなぜ成績がいいのか

ライフスキル、ソーシャルスキルの大切さは、これまで繰り返し述べてきました。それを実証しているのは、秋田県の子どもたちです。

秋田県は文科省の全国学力調査（小学六年生と中学三年生）で成績トップの常連県とし

て知られています。あるとき秋田県の教育委員会の先生方に聞いてみました。

「どうして秋田県は成績がトップなんですか？」

先生方は「よくぞ聞いてくれました」とその理由を三つ教えてくれました。

一つ目は、秋田県には独自の教育専門官という人がいること。教育専門官は、担任を持たず、生徒を教えることもありません。彼らは先生たちに教え方を教えるのが仕事です。英語・数学・国語・社会・理科、それぞれの科目ごとに教えるプロが何人かいて、「教えるのがうまい先生」を育てている。

二つ目は、家庭生活ノートを作らせている。これは食事、睡眠や勉強、テレビ、ゲームなどの時間を毎日何時から何時までと決めて、その通りに子どもたちにさせるようにするもので、規則正しい生活習慣を身につけるのに役立っている。

そして三つ目は、家庭学習ノート。これは科目に関係なく自分の興味のあることを調べて書いたり、楽しかった出来事を詩や文章にしたりするためのもので、勉強を習慣づけるのに役立っている。学習ノートは、親が見ることによって、自分の子どもは何に興味を持っているのかわかり、親、子ども、教師の連携にも役立っている——。

ざっとそんな話でした。

三つの理由はそれぞれ実に興味深いものですが、私が一番関心を持ったのは、二つ目の家庭生活ノートです。それはまぎれもなく規則正しい「よきライフスタイル」を身につけるための仕掛け、手立てであったからです。

よい教師の存在や学ぶことの習慣づけももちろん大事ですが、ネットやゲームで毎晩夜ふかしでは、昼間も居眠りばかりでしょうから、そもそも学びの前提が成り立ちません。「よきライフスタイル」があってこそ、学力も身につくし、将来、一人で生きていくための社会性も獲得できるのです。そしてそれは、発達障害者にとって、うつ病や依存症などの二次障害を防ぐ何よりの予防法でもあるのです。

日々の暮らしでできるさまざまな工夫

よきライフスタイルとともに大事になるのは、発達障害の特性、つまり自分の得手不得手をよく理解し、苦手な部分をカバーするための工夫、対策を講じることです。

そうすることで日々の暮らしのなかで感じるストレスを減じることができ、発達障害にともなう二次障害を防ぐことにつながります。

職場における工夫は第2章、第3章で述べましたので、ここでは日常生活でできるさまざまな工夫について、箇条書きで簡単に紹介しておきます。参考にしてください。

［日常生活でできる工夫］

・手帳やカレンダーに予定を書き込む
・携帯電話をメモ代わりに利用する
・メモとペンをいろいろなところへ置いておく（思いついたことがいつでも書ける）
・物の置き場所を決め、必ずそこに置く（貴重品などは特に）
・「捨てるもの」（雑誌、新聞など）、「取っておくもの」（領収書など）をルール化する
・面倒なことから先に片づけるようにする
・高い買い物は衝動買いを防ぐために一日じっくり考える
・衝動買いを防ぐために買い物には家族に同行してもらう
・ゴミ屋敷にならないよう定期的に友人を招く（嫌でも掃除するように自分を追い込む）

・家事をラクにしてくれる道具を活用する（食器洗い機など）
・クレジットカードは使わない
・むやみに人を信用しない（悪徳商法には要注意）
・ギャンブルはやらない
・一人になれる「開かずの間」を確保する
・人と話すときは必ず前を向く
・失礼がないように気をつける
・できるだけ愛想良く振舞い、笑顔で接する
・自己主張を控え、聞き役に徹する
・上手に相づちを打つように心がける
・相手の長所を見つけて、ほめ上手になる
・勝手に話題を変えない
・話がつまらなくても最後まで聞く
・自分がどう振舞えばいいかわからないときは、人に聞く

・よくわからないまま「はい」と返事しない
・異性に対して嫌なことは嫌とはっきり伝える
・相手が気分を害したり、怒ったら、とにかく謝る
・イライラしたりパニックになりそうになったら、ひとまずその場を離れる
・どういう感情がどういうときに湧き出すか、知っておく
・話すときは集中できるようにテレビを消す
・日記を書く（自分の行動を振り返ることで観察自我を育てる）
・苦手なことは一人で無理してやらず、人の助けを借りる
・何か手伝ってもらったら必ずお礼を言う
・働きすぎに注意する（バリバリ働く人ほど依存症になりやすい）
・好きなことをやるときは夢中になってやりすぎないようにやる時間を決めておく
・仕事を忘れてリラックスする時間を持つ
・自分がくつろげるもの（音楽、香り、味など）を知る
・家族団らんの時間を持つ

何より大事な家族や周囲の支え

発達障害の克服には周囲の理解とサポートが欠かせません。特に家族のそれは重要です。家族は発達障害者にどう向き合い、対応すればいいのでしょうか？

発達障害の人がいると、家族はその独特の言動に振り回され、大きな不満を抱えます。それが高じると、発達障害者のサポートをあきらめ、無視したり放ったらかしにするようになります。こうなると本人は、家族から見捨てられたと疎外感を抱くようになり、余計にイライラしたり、暴れたりするようになりがちです。

こうした不幸な状況を避けるには、家族が発達障害の特性をよく理解し、受け入れ、できるかぎりの支援を惜《お》しまないことです。ここではキーパーソンである配偶者（夫または妻）に焦点を絞って、支援のポイントをお話しします。

［家族の支援のポイント］

（1）障害を理解し、受け入れる

発達障害者本人と一緒に専門医をたずね、

・発達障害とはどういうものなのか
・本人の場合はどのような特性があるのか
・今後の治療はどう進めるのか
・家族がすべきことはどんなことか

などについて、よく説明してもらいましょう。

専門医の説明を聞けば、これまで悩まされてきた問題行動が、本人の性格や努力不足ではなく、脳の発達がアンバランスになっているせいだということがよくわかるはずです。

(2) 二人でよく話し合い、協力関係を築く

発達障害の当事者の言動が、夫婦や子どもにどんな影響を与えているのか、二人でよく話し合いましょう。

その際、大事になるのは、それぞれ、

・何を変えたいのか、変えたくないのか
・何を変えてほしいのか、変えてほしくないのかお互いの胸のうちをオープンにして冷静に語りあうことです。

そうやって互いの理解が進めば、いままで「何でこんなふうにしかできないんだろう？」と呆れていたことが、実は本人にしてみれば、大変な努力の結果であったことなどもわかってくるはずです。

ですから、本人が頑張っていることがわかったときは、一言、

「頑張ってるね」

と言ってあげましょう。

その一言が本人にとっては何より嬉しいし、自信になります。

また発達障害のある人は、一人になれる時間と場所が必要ですから、そうした空間を家のなかに確保できるようにすることも大事なサポートの一つです。

(3) あらかじめ情報を伝えたり、対人関係のトラブルを防ぐ

発達障害のある人にとって社交の場は鬼門です。どう振舞えばいいかわからず、しばしば礼を失するような言動をしたり、パニックになったりします。

そこで、もし夫婦で出席するパーティなどであれば、あらかじめ友人知人、仕事関係の人などに「何か失礼があるかもしれませんが、悪気はございませんので」と、知らせておくといいと思います。

また、立食形式であれば、なるべく部屋の隅に立ち、誰かと話すときは聞き役に回ります。前にも述べたように、私の場合は常に「壁の花」と「沈黙は金」に徹しています。

それでもイライラしたり、パニックになりそうになったら、目配せするとか、手をあげるとか、肩を叩くなどして、「そろそろ危ないから外の空気でも吸ってきたら」と促すことができるように、あらかじめ二人の間でサインを決めておくといいと思います。

ちょっとしたことですが、こうしたサポートがあるだけで、発達障害のある人の日常生活は、ずいぶんと楽になり、改善します。

実際、ＡＤＨＤの私が、まがりなりにも今日までやってこられたのは、医師という比較的個人の自由度の高い適職に就くことができたのと、医大を卒業後すぐに結婚して、私の身辺を管理し、支えてくれた妻の存在があったからこそです。

パートナーの存在とその支援、サポートはとても大きいのです。

女性の発達障害者が感じる生きづらさ

女性の成人ＡＤＨＤやＡＳの人は、男性にはない特有の生きづらさを感じながら生きています。それをまとめると次のようになります。

①女性の発達障害は見つかりにくい
②家事や雑用の負担が大きい
③自己イメージや自尊感情が著しく低い
④うつ病や依存症を合併しやすい
⑤性的な問題を抱えやすい
⑥月経前不機嫌性障害（ＰＭＤＤ：Premenstrual Dysphoric Disorder）が重くなりやすい

女性の成人ＡＤＨＤやＡＳは、長く存在しないとされ、医師が診断するようになったのは一九九〇年代に入ってからです。なぜ、そのように見過ごされてきたかと言えば、女性の成人ＡＤＨＤやＡＳでは不注意傾向が強く、すぐにキレて暴れるなどその言動が目に見えてわかりやすい多動・衝動性はあまり見られないからです。

一言で言えば、障害の特性が目立たないケースが多いのです。このため周囲の人にはADHDやASを抱えていることがわかりにくい。

その一方で彼女たちは、家庭でも職場でも、家事や雑用などを「女性がやるのが当たり前」として担《にな》わされているケースが多い。

不注意傾向の強い彼女たちにとって、掃除、洗濯、炊事、整理整頓、買い物、育児、親の世話、電話や来客の応対、書類整理、金銭管理などを順序立てて、要領よくこなすのは容易なことではありません。その結果、どうしてもミスや失敗が増える。

周囲はまさか発達障害を抱えているとは思いませんから、

「何でこんなことができないの！」

「しっかりしてくれよ！」

などとしょっちゅう怒られたり、注意されることになります。

失敗体験、挫折体験が重なれば、自己イメージや自尊感情が低くなるのは当然で、そんなことが続いていけば、

「自分は何をやってもダメな女だ……」

と自分を責めて、うつ病になるのも無理はないのです。ハーバード大学精神科のジョゼフ・ビーダーマン教授らは、女性は男性に比べて、うつ病や不安障害にかかりやすいと報告しています。

怒られてばかりの日常から束《つか》の間《ま》逃れたくて、しばしばアルコールや買い物、セックスなどの依存症に走ったりもします。

また、性的な問題として、

・性欲が低下して不感症になる

・逆に性欲が異常に亢進《こうしん》して異性関係が乱れる

といったケースもあります。このため夫婦の間でもしばしば性生活に問題が生じます。

また、月経前不機嫌性障害（ＰＭＤＤ）が重くなりやすい、という点も生きづらさを大きなものにしています。

ＰＭＤＤは、生理が始まる前になると、

・わけもなく悲しくなって涙もろくなる

・イライラして怒りっぽくなり、つまらないことで人と言い争ったりする
・集中力がなくなり、仕事にも遊びにも身が入らなくなる
・無気力で、閉じこもりがちになる
・無性に甘いものが食べたくなる
・眠りすぎたり、逆に眠れなかったりする
などの症状が見られます。

身体症状では、頭痛や頭重感、乳房の張りや痛みのほか、筋肉や関節に痛みを感じたり、顔や手足にむくみが出る人もいます。ＰＭＤＤは、成人ＡＤＨＤやＡＳの場合、重症化しやすいことが知られています。

ＰＭＤＤは、もともと日本の女性には少なかったのですが、最近は二〇～四〇歳代の女性を中心に激増しています。これは、食事の欧米化（高脂肪、高動物性蛋白《たんぱく》質の食事）によるものとされ、治療法としては従来のホルモン治療より漢方薬と食事療法の併用が推奨されています。食事は伝統的な和食がいいようです。

またＰＭＤＤは女性の犯罪と密接な関係があることがわかっており、英国やカナダでは

ＰＭＤＤと診断されると、限定責任能力とされ、減刑の対象になります。

ＰＭＤＤに起因する犯罪を避けるには、規則正しい生活で睡眠覚醒リズムをしっかりつくり、アルコール、タバコ、カフェインなどの嗜好物を避け、和食中心の食事にすることです。筆者の外来にはＰＭＤＤを発症した成人ＡＤＨＤやＡＳの女性がかなり来ますが、そうしたライフスタイルを心がければ、予防の効果は高まります。

ともあれ、筆者の外来を受診する女性の成人ＡＤＨＤやＡＳの人のなかにはここに示した症状でつらい思いをしている人が少なくありません。その多くは周囲の理解や支援のなさからいっそう孤立感を深め、うつ病などを重くしています。

女性の発達障害への理解が進み、少しでもいいですから、彼女たちの生きづらさが減じられるような支援が、周囲から得られるようになることを切に望みます。


以下に事例を三つ紹介します。

■事例⑤／W子さん――薬物療法と家族のサポートが効果を発揮したケース

W子さんは初診時二九歳。発症歴、現病歴は以下の通りです。

「幼児期より言葉の軽度の遅れがあり、多動的で落ち着きがなく、自分の要求が通らないとよく癇癪《かんしゃく》を起こし暴れていました。小学校に入ってからも多動的、衝動的で、些細なことで級友とよくトラブルを起こしました。授業中は教師の話を聞かず、自分勝手なことをしていた。片づけ、整理整頓が苦手で、忘れ物が多く、親や教師に注意されても素直に言うことが聞けず、反抗していました。

自己中心的だが、仲のよい友人とは遊んでいました。小学校の頃から勝気で攻撃的、男の子とのけんかでも負けたことはありません。小学校の低学年のとき、性的ないたずらをされ、嫌な思い出としてフラッシュバックしてきます。

中学になってから非行、性非行が始まり、飲酒、喫煙、不純異性交遊、無断外泊、万引きなどを繰り返していました。数学、国語が苦手で授業についていけなかった。高校に入ってからも非行は続き、あるとき知り合いの男に性的暴行を受けました。

高校を出た後、大学の法学部に進み、卒業後、法律事務所に勤務。そこでは先輩にも気に入られ、活躍しました。その後、二回結婚しましたが、いずれも夫の兄弟や実家の舅《しゅうと》、姑《しゅうとめ》とのトラブルを起こし、離婚しています。些細なことで激しい口論となり、いつも自分が悪者にされ、親戚内で孤立。夫は味方になってくれませんでした。

二度目の離婚後、郷里へ戻りましたが、この頃より過呼吸発作とパニック発作を繰り返すようになりました。不安焦燥感、抑うつ気分、意欲減退、睡眠障害、自殺念慮《ねんりよ》などのうつ症状が著しくなりました。また過去の性的暴行や性的いたずらの体験がときどきフラッシュバックして不安が強くなりました。しかし、夜や週末になると、風俗店で男性客とプレイしたり、酒を飲むと元気になったそうです。

これらの症状を訴え、地元のクリニックや精神科を受診し、うつ病、パニック障害などと診断され、抗うつ薬、抗不安薬などによる薬物療法と心理療法を受けました。しかし症状が改善しないため精神病院に入院しましたが、男性患者と性的トラブルを起こしたり、病院スタッフに暴力行為を繰り返したりしたため強制退院となりました」

W子さんが私の外来を訪ねてきたのは、それからしばらくしてからのことです。前記のうつ病、パニック障害、ＰＴＳＤの診断を再検討するため、本人やご両親から幼児期、小児期の発達歴を詳しく聞いたところ、W子さん、兄、父親、祖父にADHDの既往があることが判明しました。彼女は、ADHDに加えて性的トラウマ、二度の結婚の失敗などから二次障害としてうつ病、パニック障害、PTSDなどを示していました。

その診断のもと、まず家族への心理教育としてW子さんにはもともとADHDがあることや、それにさまざまな心理的要因が加わってうつ病、パニック障害、PTSDなどを合併していることをご両親に伝え、W子さんを受容し、サポートするよう促しました。とても愛情深いご両親で、障害を理解し、支援に努めました。

またW子さんの心理療法では自分のADHDの特性を洞察して感情のセルフコントロールができるよう勧めました。彼女は日記を書くことで自己洞察を深めました。PTSDの治療にはEMDR（Eye Movement Desensitization and Reprocessing：眼球運動による脱感作および再処理法）を指導。薬物療法ではSSRI、抗不安薬に加えメチルフェニデートを投与しました。

その結果、抑うつ症状が改善するとともに、パニック障害、PTSDの症状も改善し、家庭で穏やかに生活できるようになりました。家族や知人ともトラブルなく付き合えるようになり、その後、ＩＴ関係の会社に就職し、働いています。
新しい恋人もできるなど経過は順調です。

■事例⑥／Ａ男さん——投薬治療で改善したケース

Ａ男さんは初診時四五歳。生活雑貨の小売店を経営しています。もともと長男がＡＤＨＤで外来に通院しており、メチルフェニデート、ＳＳＲＩなどの薬物療法を受け、効果を上げていました。

Ａ男さんは、長男の特性を理解し、サポートすべきなのに、長男が学校や家庭でトラブルを起こすたびに厳しく折檻《せっかん》していました。その一方で自分は仕事のミスを繰り返し、しょっちゅうお客さんへのつり銭を間違えたりする。昼間の居眠りも多い。それを棚に上げて、人には厳しく、従業員のミスには癇癪を起こして叱責したり叩いたりしていました。

また車の運転も乱暴で標識の見落としも多く、事故を何度も起こしていました。整理整頓や片づけができず、忘れ物も多い。自己中心的で人の話を聞かない。アルコールとタバコに依存し、毎日大量に飲酒喫煙していました。

このため奥さんが、「ひょっとしたら夫もそうなのでは？」と成人ＡＤＨＤを疑い、外来に連れてきたのです。

Ａ男さんの話を聞いたところ、やはり小児期より多動、不注意、衝動的・攻撃的な行動が見られました。明らかに多動・衝動性優勢型のＡＤＨＤでした。

そこでメチルフェニデートとＳＳＲＩを処方したところ、衝動性・攻撃性が改善したほか、注意力が増してミスや忘れ物がなくなり、仕事の能率が上がりました。車の運転も慎重になり、アルコールやタバコへの依存も軽減。それまであった過食や夜間のいびき、睡眠時無呼吸、寝言、著しい体動も改善して睡眠効率がよくなりました。また長男や従業員への暴言、暴力もなくなり、奥さんの話もちゃんと聞けるようになりました。

Ａ男さんは言いました。

「頭のなかがすっきりして、一つのことにこだわらなくなった」

治療への反応は、その後も極めて良好です。

■事例⑦／F子さん――薬物療法と食事療法で改善したケース

F子さんは初診時二七歳。会社員です。F子さんによると、「浪費癖があり、クレジットカードで高級化粧品を何百万円も買ってしまった。自分で支払いができなくなって親に相談、厳しく咎《とが》められた。自分は普通でない」と思い、来院しました。

発症歴、現病歴は以下の通りです。

「小学生の頃から抜毛癖があり、そのことで深刻に悩み、死にたいと思いました。その頃、精神科を短期間受診しました。算数が苦手で授業についていけませんでした。怒りっぽく、落ち着きがなく、気がそれやすかったので、小学校の頃から友人は少なく、中学、高校になってからはまったくいませんでした。

昔から考えていることがうまく言葉にできません。生理の前になると抜毛癖、爪噛みが多く、男性に依存したくなります。イライラして異常な買い物をする癖があり、欲しいものを我慢できず、月に五、六万円クレジットカードで使ってしまいます。

会社では会話がほとんどなく息が詰まり、朝起きると不安感が強く会社に行きたくないと感じます。全身倦怠《けんたい》感と頭痛がひどく、一週間に一度は休んでしまいます。何もしたくないと無気力になって自分を責めてしまいます。

下に妹が二人いて母親はそちらばかり可愛がり、ほめられたことがなく、いつも叱られてばかりいました。あなたは心配の種よ、と口うるさく過干渉的でした」

F子さんは、ADHDに浪費癖、抜毛癖、不安障害を合併していました。PMDDが重く、養育環境的には機能不全家族の要素もありました。そこでメチルフェニデートとSSRIのほか漢方薬を処方し、和食中心の食事療法も指導したところ、浪費癖がなくなり、PMDDにともなう頭痛や倦怠感も軽減。抜毛癖や不安障害も軽くなりました。ご両親がF子さんの障害を理解し、過干渉的に接しなくなったことも改善につながりました。

あとがき——大人の発達障害をめぐる現状と課題

日本の発達障害者は生きにくい

発達障害の治療で何より大事になるのは、本人や親が気づき、受け入れ、認めることです。どんなに支援の仕組みが整備されても、「私は違う」「うちの子どもは違う」と本人や親が当事者であることを否定しているかぎり、支援の仕組みに乗ることはありません。

では、なぜ当事者性を否定するケースが多いのでしょうか？

それはいまの日本社会では、まだまだ発達障害への理解が不足しており、「違ってもよいという安心感」や「不完全な自分への肯定感」が得にくいからです（高山恵子「当事者の立場から見た最近のＡＤＨＤをとりまく状況」：精神科治療学　二〇一〇年七月）。

実際、子どもが発達障害者とわかれば、ひた隠しにする親御さんが少なくありません。

このため専門的な治療や特別支援教育を受けないまま大人になり、社会へ適応できず、苦しむ人が少なくないのです。しかも当事者性を認めたとしても薬物療法の選択肢は少なく、ADHDやAS（アスペルガー症候群）の不注意・多動性・衝動性などの改善に効果があるとされるメチルフェニデートやアトモキセチンについては一八歳以上の使用が認められていません（二〇一一年二月現在）。欧米では当たり前のように成人に使われているのにです。

また発達障害のある子どもへの支援は、日本では学齢期で六・三％への対応を目標としているのに対し、米国では〇〜二歳で二・二％、三〜五歳で五・八％、学齢期の六〜一七歳では一二％の児童生徒が支援を受けています（棟方哲弥、海津亜希子、玉木宗久、齊藤由美「諸外国における発達障害等の早期発見・早期支援の取り組み」：国立特別支援教育総合研究所研究紀要第三七巻　二〇一〇）。日本の数字はあくまで目標で、実際に支援を受けている子どもは一％にも満たないのが実情です。

日本ではしばしば二次障害を起こしてから発達障害に気づきます。中学、高校で不登校や非行に走るとか、大人になってからうつ病や依存症などになって初めてその背景にある発達障害に目が向くようになるケースが少なくないのです。

しかし米国では、早期発見・早期支援の仕組みが整備されていますから、その多くは子どものうちに発見されます。発達障害に気づかないまま社会へ出るケースは稀です。

就労に関しても米国では「米国障害者法（ADA）」と「リハビリテーション法（RA）」によって、医師の診断があり、「法の規定する障害者であること」などの要件を満たしていれば、職場において保護と配慮が受けられます。日本のような障害者用の手帳はありません。しかも日本ではその手帳の取得も簡単ではない。

今年の大学入試センター試験から、発達障害者の「別室受験」や「試験時間の延長」などを認める特別措置が始まりましたが、この制度を利用して受験した人は全志願者五五万八九八四人のうちわずか九五人（〇・〇一七％）でした。

私はそのうちの一人の受験生の診断書を書きましたが、この事実を見ても、日本社会において当事者性を認めることの難しさを思わずにはいられません。

この背景には、わが国の児童精神医学の遅れがあります。米国に比べて三〇〜四〇年遅れています。とにかく子どもの教育や医療にかかわる人が発達障害のことを知らなすぎる。医学部、心理学部、教育学部などで発達障害を学んでいない。教えていない。

児童精神科医のなかにも「発達障害は障害ではない。個性だ。大人になればみんなよくなる。だから治療の必要はない。僕もそうだった」などと言い切る人がいるほどです。障害の程度が軽くて社会適応しているなら個性でいいですが、実際には社会へ出る前につまずいたり、社会へ出てからつまずく人が少なくないのです。

一人の教授を頂点とする医局講座制の弊害で、なかなか日本では児童精神科医が育ちません。講座が極めて少ないので勉強できないし、訓練もできない。だから発達障害を診断できる専門医も少ない。ニートやひきこもりの増加は、それを象徴しています。

発達障害を診断できる専門医の育成は、喫緊《きっきん》の課題です。

DSMの改訂について

本書の最後に米国精神医学会のDSM（Diagnostic and Statistical Manual of Mental Disorders：精神障害診断統計マニュアル）の改訂について触れておきます。現在用いられているDSMは第四版の修正版（DSM-Ⅳ-TR）ですが、その改訂作業が行なわれており、二〇一三年には第五版（DSM-Ⅴ）として発表される予定です。

発達障害にかかわるものとしては、従来、PDD（広汎性発達障害）の下位分類だった自閉症、ＡＳ、特定不能の自閉症などがすべて自閉症スペクトラム障害（ＡＳＤ：Autistic Spectrum Disorder）に統一されることになりそうです。

従来、ＡＳは自閉症とは別の障害とされてきましたが、近年これらは明確に区別できるものではなく、むしろ自閉症的な症状が軽度から重度まで虹のようにスペクトラム（連続体）として存在すると考える方が自然であるとの主張がなされるようになり、ＡＳＤへの統一はその流れに沿うものと思われます。

ＡＤＨＤについては、従来の不注意優勢型、多動性・衝動性優勢型、混合型に加えて不注意限局型が新設され、発症年齢が従来の「七歳まで」から「一二歳まで」に引き上げられるようです。特に発症年齢の引き上げは大きな変化です。幼児期には落ち着いているのに、小学校に上がってから脳炎、髄膜炎、頭部外傷などをきっかけに落ち着きがなくなる場合があるからです。そうしたケースがカバーできるようになります。

とはいえ、ＤＳＭの改訂は、ＡＳという言葉がやっと人口に膾炙《かいしゃ》したいま、一般の人たちに無用の混乱を招くのではないかと危惧しています。発達障害の理解と支援を促すような形で丁寧でわかりやすい改訂情報が提供されることを望みます。

〈主な参考文献（順不同）〉

『片づけられない女たち』（サリ・ソルデン／ニキ・リンコ訳／WAVE出版）
『AD／HD & BODY　女性のAD／HDのすべて』（キャスリーン・ナデュー、パトリシア・クイン／ニキ・リンコ、沢木あさみ訳／花風社）
『なぜADHDのある人が成功するのか』（トム・ハートマン／田中康雄監修、海輪由香子訳／明石書店）
『ADHDサクセスストーリー』（トム・ハートマン／嶋垣ナオミ訳／東京書籍）
『さあ、どうやってお金を稼ごう？　準備編――LD、ADHDの人のための将来設計ガイド』（デイル・S・ブラウン／ニキ・リンコ訳／花風社）
『アスペルガー症候群の人の仕事観』（サラ・ヘンドリックス／梅永雄二監訳、西川美樹訳／明石書店）
『アスペルガー症候群・高機能自閉症の人のハローワーク』（テンプル・グランディン、ケイト・ダフィー／梅永雄二監修、柳沢圭子訳／明石書店）
『発達障害の人の就労支援ハンドブック』（梅永雄二編著／金剛出版）
『仕事がしたい！　発達障害がある人の就労相談』（梅永雄二編著／明石書店）
『大人の生活完全ガイド　アスペルガー症候群』（辻井正次、杉山登志郎、望月葉子監修／保健同人社）
『発達障害の人の就活ノート』（石井京子／弘文堂）
『もしかして私、大人の発達障害かもしれない⁉』（田中康雄／すばる舎）
『どうして、他人とうまくやれないの？』（司馬理英子／大和出版）
『どうして私、片づけられないの？』（櫻井公子／大和出版）
『ちゃんと知りたい　大人の発達障害がわかる本』（備瀬哲弘監修／洋泉社）
『大人のAD／HD』（田中康雄監修／講談社）
『若者の「うつ」』（傳田健三／ちくまプリマー新書）
『あの人はなぜ相手の気持ちがわからないのか』（加藤進昌／PHP文庫）
『知って良かった、アダルトADHD』星野仁彦（ヴォイス）
『依存症の真相』星野仁彦（ヴォイス）
『機能不全家族』星野仁彦（アートヴィレッジ）

〈星野仁彦医師が診察する病院・クリニック〉

筆者の星野仁彦の診察と治療を希望される方は次の病院またはクリニックにご連絡ください。なお、ご予約が集中した場合はお待ちいただくことになりますことをご了承ください。

星ヶ丘病院

〒963-0211　福島県郡山市片平町字北三天7番地
電話　024-952-6411
(完全予約制です)

ロマリンダクリニック（診療は女性のみ）

〒963-8002　福島県郡山市駅前2丁目11番1号
電話　024-924-1161
(完全予約制です。また診療費は自由診療になります)

キリトリ線

★読者のみなさまにお願い

この本をお読みになって、どんな感想をお持ちでしょうか。祥伝社のホームページから書評をお送りいただけたら、ありがたく存じます。今後の企画の参考にさせていただきます。また、次ページの原稿用紙を切り取り、左記まで郵送していただいても結構です。

お寄せいただいた書評は、ご了解のうえ新聞・雑誌などを通じて紹介させていただくこともあります。採用の場合は、特製図書カードを差しあげます。

なお、ご記入いただいたお名前、ご住所、ご連絡先等は、書評紹介の事前了解、謝礼のお届け以外の目的で利用することはありません。また、それらの情報を6カ月を超えて保管することもありません。

〒101―8701（お手紙は郵便番号だけで届きます）
祥伝社新書編集部
電話03（3265）2310
祥伝社ホームページ　http://www.shodensha.co.jp/bookreview/

★本書の購入動機（新聞名か雑誌名、あるいは○をつけてください）

＿＿＿＿新聞の広告を見て	＿＿＿＿誌の広告を見て	＿＿＿＿新聞の書評を見て	＿＿＿＿誌の書評を見て	書店で見かけて	知人のすすめで

★100字書評……発達障害に気づかない大人たち〈職場編〉

名前
住所
年齢
職業

星野仁彦　ほしの・よしひこ

1947年、福島県生まれ。心療内科医・医学博士。福島学院大学大学院教授。福島県立医科大学卒業。米国エール大学児童精神科留学、福島県立医科大学神経精神科助教授などを経て、現職。専門は、児童精神医学、スクールカウンセリング、精神薬理学など。著書に、『知って良かった、アダルト ADHD』（ヴォイス）、『機能不全家族』（アートヴィレッジ）など。『発達障害に気づかない大人たち』（祥伝社新書）はベストセラーとなった。

発達障害《はったつしょうがい》に気《き》づかない大人《おとな》たち〈職場編《しょくばへん》〉

星野仁彦《ほしのよしひこ》

2011年 4 月10日　初版第 1 刷発行
2016年 1 月30日　第13刷発行

発行者……………辻 浩明
発行所……………祥伝社しょうでんしゃ
〒101-8701　東京都千代田区神田神保町3-3
電話　03(3265)2081(販売部)
電話　03(3265)2310(編集部)
電話　03(3265)3622(業務部)
ホームページ　http://www.shodensha.co.jp/

装丁者……………盛川和洋
印刷所……………堀内印刷
製本所……………ナショナル製本

造本には十分注意しておりますが、万一、落丁、乱丁などの不良品がありましたら、「業務部」あてにお送りください。送料小社負担にてお取り替えいたします。ただし、古書店で購入されたものについてはお取り替え出来ません。本書の無断複写は著作権法上での例外を除き禁じられています。また、代行業者など購入者以外の第三者による電子データ化及び電子書籍化は、たとえ個人や家庭内での利用でも著作権法違反です。

© Yoshihiko Hoshino 2011
Printed in Japan　ISBN978-4-396-11237-0　C0295

〈祥伝社新書〉

好調近刊書―ユニークな視点で斬る!―

149

台湾に生きている「日本」

建造物、橋、碑、お召し列車……。台湾人は日本統治時代の遺産を大切に保存していた！

旅行作家 片倉佳史

151

ヒトラーの経済政策 世界恐慌からの奇跡的な復興

有給休暇、ガン検診、禁煙運動、食の安全、公務員の天下り禁止……

フリーライター 武田知弘

159

都市伝説の正体 こんな話を聞いたことはありませんか

死体洗いのバイト、試着室で消えた花嫁……あの伝説はどこから来たのか？

都市伝説研究家 宇《う》佐《さ》和《わ》通《つう》

160

国道の謎

本州最北端に途中が階段という国道あり……全国一〇本の謎を追う！

国道愛好家 松波成行

161

《ヴィジュアル版》江戸城を歩く

都心に残る歴史を歩くカラーガイド。1〜2時間が目安の全12コース！

歴史研究家 黒田 涼

〈祥伝社新書〉
話題騒然のベストセラー！

042
高校生が感動した「論語」
慶應高校の人気ナンバーワンだった教師が、名物授業を再現！
元慶應高校教諭 佐久 協《やすし》

188
歎《たん》異《に》抄《しょう》の謎《なぞ》
親鸞をめぐって・「私訳 歎異抄」・原文・対談・関連書一覧
親鸞は本当は何を言いたかったのか？
作家 五木寛之

190
発達障害に気づかない大人たち
ＡＤＨＤ・アスペルガー症候群・学習障害……全部まとめてこれ一冊でわかる！
福島学院大学教授 星野仁《よし》彦《ひこ》

192
老後に本当はいくら必要か
高利回りの運用に手を出してはいけない。手元に１０００万円もあればいい。
経営コンサルタント 津田倫《みち》男《お》

205
最強の人生指南書
佐藤一斎「言志四録」を読む
仕事、人づきあい、リーダーの条件……人生の指針を幕末の名著に学ぶ
明治大学教授 齋藤 孝

〈祥伝社新書〉
話題騒然のベストセラー！

226
なぜ韓国は、パチンコを全廃できたのか
マスコミがひた隠す真実を暴いて、反響轟轟
ジャーナリスト 若宮 健

227
仕事のアマ 仕事のプロ
頭ひとつ抜け出す人の思考法
できる社員の「頭の中」は何が違っているのか？
ビジネスコンサルタント 長谷川和廣

228
なぜ、町の不動産屋はつぶれないのか
土地と不動産の摩訶不思議なカラクリを明かす！
不動産コンサルタント 牧野知弘

229
生命は、宇宙のどこで生まれたのか
生命の起源に迫る！「宇宙生物学」の最前線がわかる一冊。
国立天文台研究員 福江 翼

231
定年後 年金前
空白の期間にどう備えるか
安心な老後を送るための「経済的基盤」の作り方とは
経営コンサルタント 岩崎日出俊